Optavia Air Fryer Kochbu

1000 Tage Superleichte Rezepte Aus Der Heißluftfritteuse Mit Leckeren Mageren Und Grünen Mahlzeiten Zur Fettverbrennung, Zum Abnehmen Und Für Mehr Energie

Eoby Clamid

Tabelle Des Inhalts Ents

Kapitel 4: Mager Und Grün Beef And Pork 50

Kapitel 5: Schlanke Und Grüne Meeresfrüchte 77

Einführung

Die Optavia Heißluftfritteuse ist so viel mehr als nur eine gesunde Möglichkeit, knusprig frittierte Speisen zu genießen, ohne sich Gedanken über Fett zu machen. Es ist ein Gerät, das eine unglaubliche Vielfalt an Gerichten zubereiten kann, darunter viele, die Sie wahrscheinlich nie für möglich gehalten hätten. Dieses Optavia-Kochbuch für Einsteiger enthält mehr als nur leckere und gesunde Rezepte. Sie werden auch wertvolle Tipps finden, wie Sie Ihre Küchenzeit rationalisieren, Lebensmittelabfälle reduzieren und Ihre Mahlzeiten mit Kochtipps und einfachen Techniken verbessern können, um Ihren Lieblingsgerichten noch mehr Geschmack zu verleihen.

Die Optavia-Diät ist eine der beliebtesten Diäten zur dauerhaften Gewichtsabnahme und für eine umfassende Gesundheit. Aber der Einstieg kann sich wie eine überwältigende Umstellung des Lebensstils anfühlen - vor allem, wenn man es alleine macht. Optavia Air Fryer hilft Ihnen dabei, indem es Ihnen zeigt, wie Sie die kohlenhydratarme Diät mit zwei Personen durchführen können.

In diesem unentbehrlichen Kochbuch für Paare finden Sie außerdem wertvolle Tipps, wie Sie Ihre Küchenzeit rationalisieren, Lebensmittelabfälle reduzieren und Ihre Mahlzeiten mit Kochtipps und einfachen Techniken verfeinern können, um Ihren Lieblingsgerichten aus der Heißluftfritteuse noch mehr Geschmack zu verleihen.

Kapitel 1: Grundlagen der Optavia-Diät

Was ist die Optavia-Diät?

Das Medifast-Team hat die Optavia-Diät entwickelt, ein Diätprogramm für Gesundheit und Gewichtsabnahme, bei dem Sie manchmal 6 Mahlzeiten pro Tag einnehmen müssen, die ihre Brennstoffprodukte und kleine Mahlzeiten namens Lean and Green enthalten. Das Team sagt, dass Sie, wenn Sie gesunde Gewohnheiten integrieren, die Anweisungen ihres Trainers befolgen und sich gemäß den Ernährungsrichtlinien dieser Diät, einschließlich ihrer Produkte, ernähren, eine große Verbesserung Ihrer Gesundheit und Ihres Wohlbefindens sehen werden.

Fueling-Produkte (Riegel, Shakes usw.) sind kalorienarme Energieerzeugnisse. Lean-and-Green-Mahlzeiten sind Mahlzeiten mit einem Fleisch-, einem Gemüse- und einem gesunden Fettanteil. Zusammen füllen sie Ihren Magen und versorgen Sie mit reichlich Nährstoffen bei geringen Kalorienmengen. Sie werden nicht viel Muskelmasse verlieren. Es gibt eine eiweißreiche Variante der Diät, bei der 10 % oder mehr der Mahlzeit aus Eiweiß besteht.

Bei dieser Diät werden auch die Kohlenhydrate reduziert, damit Ihr Körper Fett als Brennstoff verwendet. Sie essen bei dieser Diät etwa 90 g Kohlenhydrate. Dadurch wird Ihr Körper den alternativen Makronährstoff Fett zur Energiegewinnung nutzen.

Wie funktioniert Optavia?

Die meisten Menschen folgen dem Optimal Weight 5&1 Plan, der zu einem schnellen Gewichtsverlust führt. Sie können fünf Portionen großer Brennstoffprodukte an einem Tag zu sich nehmen. Das können Suppen, Kekse, Puddings, Shakes usw. sein. Die Eins steht für eine magere grüne Mahlzeit. Sie müssen Fleisch kochen und drei Portionen nicht-stärkehaltiges Gemüse wie Aubergine, Tomate, Okra und gesunde Fette essen. Die Fueling-Produkte haben einen hohen Anteil an Eiweiß und Probiotika, die den Darm gesund halten.

Bei Diäten

werden Sie mit Gesundheitsberatern in Kontakt stehen, die Sie kontrollieren und Ihnen Ratschläge geben werden. Sie werden auch aus der Diät aussteigen, wenn Sie Ihr Zielgewicht erreicht haben. Das Unternehmen bietet auch eine Reihe von Produkten an, die Ihnen helfen, Ihr Gewicht im Rahmen des 3&3-Plans zu halten. Sie können sich auch für einen flexibleren Plan 4&2&1 entscheiden, bei dem Sie auch eine Zwischenmahlzeit essen können. Sie erhalten auch spezielle Produkte, wenn Sie an Diabetes leiden, stillen oder älter sind.

Optavia Diät-Programme

Die Produkte des Unternehmens sind alle mit ihren Bestandteilen gekennzeichnet. Sie erhalten etwa 70-80 Gramm Eiweiß, 100 Gramm Kohlenhydrate und weniger als 30 % Fett in Ihren Brennstoffen. Im Durchschnitt nehmen Sie 40 % Eiweiß, 40 % Kohlenhydrate und 20 % gesunde Fette zu sich. Die Produkte enthalten alle wichtigen Mineralien und Vitamine in der empfohlenen Menge. Die Produkte enthalten hochwertiges Eiweiß und Probiotika, die zur Gesunderhaltung von Muskeln und Darm beitragen.

Es gibt viele Varianten der Diät, aus denen Sie je nach Ihren Vorlieben wählen können. Motivierende Unterstützung und Ermutigung durch Trainer sind in allen Plänen enthalten. Sie haben eine Online-Community, die Ihnen hilft, und eine App, die Sie an die Mahlzeiten erinnert und die Kalorien aufzeichnet.

5 & 1 Plan

Dies ist die Liste der beliebtesten Pläne, die zu einem schnellen Gewichtsverlust führen können. Sie essen sechs kurze Mahlzeiten pro Tag. Fünf davon sind die von Medifast angebotenen Produkte und eine magere und grüne Mahlzeit.

4 & 2 & 1 Plan

Dieser Plan hat mehr Kalorien als der vorherige 5&1-Plan. Sie müssen vier Brennstoffe am Tag essen, 2 magere und grüne Mahlzeiten und einen gesunden Snack. Ein Snack sollte aus Obst oder Gemüse bestehen.

3 & 3 Plan

Dieser Plan muss befolgt werden, nachdem Sie Ihr Idealgewicht erreicht haben. Um Ihr aktuelles Gewicht zu halten, rät Ihnen das Unternehmen, 3 treibende Lebensmittel und drei magere und grüne Mahlzeiten zu sich zu nehmen.

Obwohl es viele Arten von Diäten gibt, sollte die Diät nicht von Personen mit chronischen Krankheiten durchgeführt werden. Bestimmte Personen, wie z. B. stillende Mütter, sollten vor Beginn der Diät ein Gutachten einholen.

Was sollte man während der Optavia-Diät essen?

Essen zu essen:

✧ **Mageres Eiweiß**

Bei einer Optavia-Diät müssen Sie mindestens eine magere und grüne Mahlzeit zubereiten, die als Hauptbestandteil mageres Eiweiß enthält. Eiweiß ist äußerst wichtig für die Aufrechterhaltung einer guten Gesundheit und eines niedrigen Kaloriengehalts. Es ist gut für die Haut, die magere Körpermasse und fördert das Sättigungsgefühl. Ein Gramm Eiweiß liefert 4 Kalorien und ist für die Entwicklung von Immunität, Enzymen, Hormonen und Wachstum verantwortlich. Um Ihr Erlebnis zu optimieren, müssen Sie die beste Proteinquelle mit wenig Kalorien und Fett, aber hohem Nährwert wählen. Einige Beispiele sind unten aufgeführt:

✧ **Fisch**

Die meisten Fische haben wenig gesättigte Fettsäuren, die auch als schlechte Fette bezeichnet werden. Fisch wie Lachs, Thunfisch, Makrele, Kabeljau und Sardellen sind vollgepackt mit gesunden Omega-3-Fettsäuren.

✧ **Huhn und Pute**

Grillen, braten oder backen Sie Ihr Geflügel vor dem Verzehr, denn das spart Kalorien. Diese Quellen sind gut, aber versuchen Sie, ein mageres Stück ihres Fleisches zu wählen, leichteres Fleisch. Ihr Nährwert kann variieren, also lesen Sie vor dem Verzehr das Etikett.

✧ **Mageres Rindfleisch**

Die Leute glauben, sie müssten auf rotes Fleisch verzichten, um sich gesund zu ernähren. Wenn Sie Rindfleisch wählen, auf dem "round" und "loin" steht, erhalten Sie weniger Fett und Kalorien für Eiweiß. Das Fleisch sollte eine geringe Marmorierung und wenig sichtbares Fett aufweisen. Sie können das überschüssige Fett selbst abschneiden oder Ihren Metzger fragen. Entscheiden Sie sich immer für mageres und extra mageres Rinderhackfleisch. Versuchen Sie Bison, wenn Sie den Geschmack von Rindfleisch mögen und mehr davon essen möchten.

✧ Eier

Eier sind billig, einfach und vielseitig, haben wenig Kalorien und sind reich an Eiweiß. Es gibt unzählige Eierspeisen, die Sie ohne Hilfe zubereiten können.

✧ Fettreduzierte Milchprodukte

Magermilch, fettarmer Käse, Joghurt und griechischer Joghurt sind ein Muss, wenn Sie eine Diät machen. Sie enthalten weniger gesättigte Fettsäuren und sind proteinreicher.

✧ Bohnen, Linsen und Erbsen

Sie sind eine gute Proteinquelle für Vegetarier. Sie fördern das Sättigungsgefühl, enthalten viele Ballaststoffe und können zu Salaten und Suppen hinzugefügt werden.

✧ Nicht-stärkehaltige Gemüsesorten

Der Verzehr von mehr Gemüse ist Teil einer gesunden Ernährung und kann Sie vor verschiedenen Krankheiten schützen. Hier sind einige Beispiele für das beste Gemüse, das Sie essen können:

- Artischocke
- Spargel
- Bambussprossen
- Bohnensprossen
- Rosenkohl/Kohlsprossen
- Kraut
- Karotten
- Blumenkohl
- Sellerie
- Gurke
- Aubergine

- Grünes Blattgemüse wie Grünkohl und Spinat
- Kopfsalat
- Pilze
- Okra
- Zwiebeln
- Paprika
- Radieschen
- Schalotten
- Kürbis
- Tomate
- Steckrübe
- Zucchini

Andere Lebensmittel, die Sie essen können:

Es gibt eine Vielzahl von Lebensmitteln, von denen einige im Folgenden aufgeführt sind:

- Meeresfrüchte wie Schalentiere, Garnelen und Krabben
- Tofu
- Käse und Milchprodukte auf pflanzlicher Basis
- Avocados
- Nüsse
- Kaffee (ungesüßt)
- Tee (ungesüßt)
- Pflanzliches Öl
- Müsli (ungesüßt)
- Nährstoffreiche Früchte wie Erdbeeren und Äpfel

Zu vermeidende Lebensmittel

- Viele Lebensmittel sind eingeschränkt, insbesondere kohlenhydrathaltige Lebensmittel. Außer in Treibstoffprodukten sollten Sie keine der unten aufgeführten Lebensmittel zu sich nehmen:
- Jede Art von gebratenen Lebensmitteln, einschließlich Fleisch, Gemüse und Gebäck

- Raffinierte Körner: Weißbrot, Weißreis, Nudeln, Kekse, Kuchen usw.
- Stark gesättigte Fette: Butter, Shortening (fest), Kokosnussöl, usw.
- Vollfett-Milchprodukte: Milch, Sahne, fettreicher Käse, Joghurt, usw.
- Zuckerhaltige Getränke: Säfte, Energydrinks, Limonaden usw.
- Alkohol

Einige Lebensmittel sind im 3&3-Plan erlaubt und im 5&1-Plan nicht. Diese sind unten aufgeführt:

- Frische Früchte
- Fettreduzierte Milchprodukte
- Vollkorngetreide
- Hülsenfrüchte
- Stärkehaltiges Gemüse

Wie man die Optavia-Diät einhält

Als Erstes rufen Sie einen der Optaviac-Mitarbeiter an und stellen einen Diätplan auf. Sie teilen auch Ihre Ziele für die Gewichtsabnahme mit. Nach diesem Gespräch folgen Sie dann dem 5&1 oder 4&2&1 Plan.

Anfangsphase:

Beim 5&1-Mahlzeitenplan essen Sie sechsmal am Tag, wobei eine Mahlzeit alle 2-3 Stunden stattfindet. Sie erhalten 800-1000 Kalorien und nehmen in 12 Wochen 5 kg oder 12 Pfund ab. Es wird empfohlen, dass Sie zusätzlich 30 Minuten Sport treiben, aber das ist nicht notwendig.

Sie kaufen Optavia-Tankprodukte auf der Website Ihres Trainers, die über eine Provision bezahlt werden.

Wenn Sie sich für den etwas flexibleren Plan entscheiden, dürfen Sie einen vom Trainer genehmigten Snack zu sich nehmen, z. B. Stangensellerie, eine halbe Tasse Nüsse usw. Die Coaches stellen einen Leitfaden zur Verfügung, wie man Essen bestellt und schlanke und grüne Mahlzeiten für das Auswärtsessen bekommt.

Schritt zur Wartung:

Sobald Sie Ihr Zielgewicht erreicht haben, erhöht sich Ihr tägliches Kalorienkontingent auf 1500 Kalorien. Sie können nun auch verschiedene weitere Lebensmittel wie Gemüse und Obst zu sich nehmen. Diese Stufe sollten Sie 6 Wochen lang beibehalten. Danach können Sie sich selbst als optavia-Couch bewerben.

Die Vorteile der Optavia-Diät

Es gibt viele Vorteile dieser Diät, die im Folgenden aufgeführt sind:

Gewichtsverlust:

Optavia ist eine Mahlzeitenersatzdiät, die das Gewicht durch Portionskontrolle und die Verringerung von Kalorien und Kohlenhydraten reduziert. Viele verschiedene Arten von Studien zeigen gemischte Ergebnisse darüber, ob Mahlzeitenersatzpläne besser oder schlechter funktionieren als herkömmliche Pläne zur Kalorienbeschränkung. Es ist jedoch bekannt, dass eine geringere Kalorien- und Kohlenhydratzufuhr zu einer Gewichtsabnahme führt. Eine 16-wöchige Studie mit fast 200 Personen hat gezeigt, dass die Teilnehmer des 5&1-Plans Optavia viel Gewicht verloren und eine schmalere Taille hatten. Dies kann dazu beitragen, chronischen Krankheiten wie Diabetes und Herzkrankheiten vorzubeugen. Die Diät sorgt für einen schnellen Gewichtsverlust, aber viele Menschen nehmen nach dem Absetzen wieder zu.

Es ist praktisch:

Man sagt Ihnen, was Sie zu essen haben, und Sie brauchen auch nicht zu kochen. Schlanke grüne Mahlzeiten sind einfach zuzubereiten. Die Coaches schicken Ihnen Rezepte und Mahlzeitenprotokolle gemäß den Anweisungen. Sie können magere und grüne Mahlzeiten durch Produkte wie "Flavors of Home" ersetzen und sich das Kochen komplett sparen.

Kein Bluthochdruck mehr:

Nicht speziell die Optavia-Diät, aber die Medifast-Diät senkt nachweislich den Blutdruck in einer Studie mit fast hundert Teilnehmern. Der Unterschied zwischen der Medifast- und der Optavia-Diät besteht darin, dass Optavia Trainer zur Verfügung stellt. Das liegt daran, dass die Produkte kalorien- und natriumarm sind. Sie können auch das Salz in Ihren Mahlzeiten reduzieren, um die Menge weiter zu verringern.

FAQs

Frage: Was sind die Nebenwirkungen?

Antwort: Aufgrund des geringen Kaloriengehalts können Müdigkeit, Krämpfe, Kopfschmerzen, Schwindel, Haarausfall und Menstruationsveränderungen auftreten.

Frage: Wie viel kostet es?

Antwort: Die Anmeldung zum Programm und der Kauf von Medifast-Treibstoffprodukten kann teuer werden. Die Kosten liegen bei etwa 500$ pro drei Wochen.

Chapter 2: Breakfast

Gesunde Breakfast Potatoes

Vorbereitungszeit: 10 Minuten
Kochzeit: 20 Minuten
Reicht für: 6

Zutaten:

- 1½ Teelöffel Olivenöl, aufgeteilt, plus mehr zum Beschlagen
- 4 große Kartoffeln, mit Schale, in Würfel geschnitten
- 2 Teelöffel Gewürzsalz, geteilt
- 1 Teelöffel gehackter Knoblauch, geteilt
- 2 große grüne oder rote Paprikaschoten, in 1 Zoll große Würfel geschnitten
- ½ Zwiebel, gewürfelt

Methode:

1. Besprühen Sie den Frittierkorb vorsichtig mit Olivenöl.
2. Die Kartoffeln mit ½ Teelöffel Olivenöl in einer mittelgroßen Schüssel schwenken. Mit 1 Teelöffel Gewürzsalz und ½ Teelöffel gehacktem Knoblauch würzen. Dann umrühren, um sie zu beschichten.
3. Die gewürzten Kartoffeln in einer einzigen Schicht in den Frittierkorb legen.
4. 5 Minuten lang kochen. Den Korb schütteln und weitere 5 Minuten kochen.
5. In der Zwischenzeit die Paprika und die Zwiebel mit dem restlichen ½ Teelöffel Olivenöl in einer mittelgroßen Schüssel schwenken.
6. Die Paprika und Zwiebeln mit dem restlichen 1 Teelöffel Gewürzsalz und ½ Teelöffel gehacktem Knoblauch würzen. Zum Beschichten umrühren.
7. Die gewürzten Paprikaschoten und Zwiebeln zusammen mit den Kartoffeln in den Frittierkorb geben.
8. 5 Minuten lang kochen. Den Korb schütteln und weitere 5 Minuten kochen.
9. Guten Appetit.

Nährwert (Menge pro Portion):

Kalorien: 199; Fett: 1g; Kohlenhydrate: 43g; Eiweiß: 5g

Knusprig Baked Potato Breakfast Boats

Vorbereitungszeit: 10 Minuten
Kochzeit: 20 Minuten
Reicht für: 4

Zutaten:

- 2 große rostrote Kartoffeln, geschrubbt
- Olivenöl
- Salz
- Frisch gemahlener schwarzer Pfeffer
- 4 Eier
- 2 Esslöffel gehackter, gekochter Speck
- 1 Tasse geschredderter Cheddar-Käse

Methode:

1. Mit einer Gabel Löcher in die Kartoffeln stechen und 5 Minuten lang bei voller Leistung in die Mikrowelle stellen.
2. Kartoffeln umdrehen und kochen, bis die Kartoffeln gabelzart sind, 3 bis 5 Minuten.
3. Die Kartoffeln der Länge nach halbieren und das Innere der Kartoffel mit einem Löffel aushöhlen. Sorgfältig darauf achten, dass eine Schicht Kartoffeln übrig bleibt, damit sie ein stabiles "Boot" bilden.
4. Den Frittierkorb leicht mit Olivenöl besprühen. Die Hautseite der Kartoffeln mit Öl besprühen und mit Salz und Pfeffer würzen.
5. Die Kartoffelschalen mit der Hautseite nach unten in den Frittierkorb legen. Ein Ei in jede Kartoffelschale schlagen.
6. ½ Esslöffel Speckstücke und ¼ Tasse geriebenen Käse über jedes Ei streuen. Nach Belieben mit Salz und Pfeffer würzen.
7. Etwa 5 bis 6 Minuten an der Luft braten, oder bis das Eigelb leicht flüssig ist. Oder etwa 7 bis 10 Minuten an der Luft braten, bis das Eigelb gar ist.
8. Sofort servieren.

Nährwert (Menge pro Portion):

Kalorien: 338; Fett: 15g; Kohlenhydrate: 35g; Eiweiß: 17g

Authentisch Greek Frittata

Vorbereitungszeit: 10 Minuten
Kochzeit: 20 Minuten
Dient: 4 (ergibt 2 Frittatas)

Zutaten:

- Olivenöl
- 5 Eier
- ¼ Teelöffel Salz
- ⅛ Teelöffel frisch gemahlener schwarzer Pfeffer
- 1 Tasse Blattspinat, zerkleinert
- ½ Tasse halbierte Traubentomaten
- ½ Tasse zerbröckelter Feta-Käse

Methode:

1. Besprühen Sie eine kleine, runde, frittierfreundliche Pfanne mit Olivenöl.
2. Eier, Salz und Pfeffer verquirlen und in einer mittelgroßen Schüssel verrühren.
3. Spinat unterrühren und fein pürieren.
4. Geben Sie ½ Tasse der Eimischung in die Pfanne.
5. ¼ Tasse Tomaten und ¼ Tasse Feta auf die Eimischung geben.
6. Die Pfanne mit Alufolie abdecken und an den Rändern befestigen.
7. Geben Sie die Pfanne vorsichtig in den Frittierkorb.
8. Weitere 12 Minuten an der Luft braten.
9. Die Folie von der Pfanne nehmen und 5 bis 7 Minuten kochen, bis die Eier fest sind.
10. Die Frittata aus der Pfanne nehmen und auf eine Servierplatte legen. Den Vorgang mit den restlichen Zutaten wiederholen. Dann warm servieren.

Nährwert (Menge pro Portion): (die Hälfte von 1 Frittata)

Kalorien: 146; Fett: 10g; Kohlenhydrate: 3g; Eiweiß: 11g

Käsig Mini Shrimp Frittata

Vorbereitungszeit: 15 Minuten
Kochzeit: 20 Minuten
Reicht für: 4

Zutaten:

- 1 Teelöffel Olivenöl, plus mehr zum Besprühen
- ½ kleine rote Paprika, fein gewürfelt
- 1 Teelöffel gehackter Knoblauch
- 1 Dose (4 Unzen) kleine Garnelen, abgetropft
- Salz
- Frisch gemahlener schwarzer Pfeffer
- 4 Eier, verquirlt
- 4 Teelöffel Ricotta-Käse

Methode:

1. Vier Auflaufformen mit Olivenöl besprühen.
2. In einer mittelgroßen Pfanne 1 Teelöffel Olivenöl bei mittlerer bis niedriger Hitze erhitzen. Die Paprika und den Knoblauch hineingeben und etwa 5 Minuten anbraten, bis die Paprika weich ist.
3. Die Garnelen hinzufügen und mit Salz und Pfeffer bestreuen. Dann 1 bis 2 Minuten kochen, bis sie warm sind. Vom Herd nehmen.
4. Die Eier unterrühren und gut vermengen.
5. Ein Viertel der Mischung in jede Auflaufform geben.
6. 2 Auflaufformen in den Frittierkorb stellen und weitere 6 Minuten garen.
7. Den Frittierkorb aus der Fritteuse nehmen und die Mischung in jeder Auflaufform mischen. Jede Fritatta mit 1 Teelöffel Ricotta-Käse belegen. Den Frittierkorb zurück in die Fritteuse stellen und 4 bis 5 Minuten garen, bis die Eier fest sind und die Oberseite leicht gebräunt ist.
8. Mit den restlichen zwei Auflaufförmchen genauso verfahren wie oben beschrieben. Warm servieren.

Nährwert (Menge pro Portion):

Kalorien: 114; Fett: 7g; Kohlenhydrate: 1g; Eiweiß: 12g

Duftend Spinach and Mushroom Mini Quiche

Vorbereitungszeit: 10 Minuten
Kochzeit: 15 Minuten
Reicht für: 4

Zutaten:

- 1 Teelöffel Olivenöl, plus mehr zum Besprühen
- 1 Tasse grob gehackte Champignons
- 1 Tasse frischer Babyspinat, zerkleinert
- 4 Eier, verquirlt
- ½ Tasse zerkleinerter Cheddar-Käse
- ½ Tasse zerkleinerter Mozzarella-Käse
- ¼ Teelöffel Salz
- ¼ Teelöffel schwarzer Pfeffer

Methode:

1. 4 Silikonbackformen mit Olivenöl besprühen und beiseite stellen.
2. 1 Teelöffel Olivenöl in einer mittelgroßen Sauteuse bei mittlerer Hitze erwärmen. Die Pilze hinzufügen und etwa 3 bis 4 Minuten sautieren, bis sie weich sind.
3. Den Spinat hinzufügen und 1 bis 2 Minuten kochen, bis er verwelkt ist. Beiseite stellen.
4. Eier, Cheddar-Käse, Mozzarella-Käse, Salz und Pfeffer in einer mittelgroßen Schüssel verquirlen.
5. Die Pilze und den Spinat vorsichtig unter die Eimasse heben.
6. Geben Sie ¼ der Mischung in jede Silikonbackform.
7. Die Backformen in den Frittierkorb geben und 5 Minuten lang frittieren. Die Mischung in jeder Auflaufform vorsichtig umrühren und weitere 3 bis 5 Minuten frittieren, oder bis das Ei fest geworden ist. Warm servieren.

Nährwert (Menge pro Portion):

Kalorien: 183; Fett: 13g; Kohlenhydrate: 3g; Eiweiß: 14g

Authentisch Italian Egg Cups

Vorbereitungszeit: 5 Minuten
Kochzeit: 10 Minuten
Reicht für: 4

Zutaten:

- Olivenöl
- 1 Tasse Marinara-Sauce
- 4 Eier
- 4 Esslöffel zerkleinerter Mozzarella-Käse
- 4 Teelöffel geriebener Parmesankäse
- Salz
- Frisch gemahlener schwarzer Pfeffer
- Gehacktes frisches Basilikum, zum Garnieren

Methode:

1. 4 einzelne Auflaufformen leicht mit Olivenöl besprühen.
2. In jede Auflaufform ¼ Tasse Marinarasauce geben.
3. Ein Ei auf die Marinara-Sauce (in der Auflaufform) aufschlagen.
4. Auf jedes Ei 1 Esslöffel Mozzarella und 1 Esslöffel Parmesan geben. Mit Salz und Pfeffer bestreuen.
5. Jede Auflaufform mit Alufolie abdecken. Zwei der Auflaufformen in den Frittierkorb stellen.
6. 5 Minuten frittieren und die Alufolie entfernen. Weitere 2 bis 4 Minuten frittieren, oder bis die Oberseite leicht gebräunt und das Eiweiß gar ist. Wenn das Eigelb fester sein soll, 3 bis 5 Minuten länger braten.
7. Diese Schritte mit den restlichen zwei Auflaufformen wiederholen. Mit Basilikum garnieren und sofort servieren.

Nährwert (Menge pro Portion):

Kalorien: 135; Fett: 8g; Kohlenhydrate: 6g; Eiweiß: 10g

Authentisch Mexican Breakfast Pepper Rings

Vorbereitungszeit: 5 Minuten
Kochzeit: 10 Minuten
Reicht für: 4

Zutaten:

- Olivenöl
- 1 große rote, gelbe oder orangefarbene Paprika, in vier ¾-Zoll-Ringe geschnitten
- 4 Eier
- Salz
- Frisch gemahlener schwarzer Pfeffer
- 2 Teelöffel Salsa

Methode:

1. Besprühen Sie eine kleine, runde, fritteusenfreundliche Pfanne dünn mit Olivenöl.
2. 2 Paprikaringe auf die Pfanne legen. In jeden Paprikaring ein Ei einschlagen. Zum Würzen mit Salz und schwarzem Pfeffer bestreuen.
3. Jedes Ei mit ½ Teelöffel Salsa belegen.
4. Die Pfanne in den Korb der Fritteuse stellen. Etwa 5 bis 6 Minuten an der Luft frittieren, oder bis das Eigelb leicht flüssig ist. Oder 8 bis 10 Minuten an der Luft braten, bis das Eigelb durchgebraten ist.
5. Den Vorgang mit den restlichen 2 Paprikaringen wiederholen. Heiß servieren.

Nährwert (Menge pro Portion):

Kalorien: 84; Fett: 5g; Kohlenhydrate: 3g; Eiweiß: 7g

Fluffig Cajun Breakfast Muffins

Vorbereitungszeit: 10 Minuten
Kochzeit: 10 Minuten
Reicht für: 6

Zutaten:

- Olivenöl
- 4 Eier, verquirlt
- 2¼ Tassen gefrorene Röstis, aufgetaut
- 1 Tasse gewürfelter Schinken
- ½ Tasse zerkleinerter Cheddar-Käse
- ½ Teelöffel Cajun-Gewürz

Methode:

1. 12 Silikonmuffinförmchen dünn mit Olivenöl besprühen.
2. Eier, Rösti, Schinken, Cheddarkäse und Cajun-Gewürz in einer mittelgroßen Schüssel vermengen.
3. In jede Muffinform einen gehäuften 1½ Esslöffel Hash Brown-Mischung geben.
4. Die Muffinförmchen in den Frittierkorb stellen.
5. 8 bis 10 Minuten in der Mikrowelle backen, bis die Muffins oben goldbraun sind und die Mitte fest geworden ist.

Nährwert (Menge pro Portion):

Kalorien: 178; Fett: 9g; Kohlenhydrate: 13g; Eiweiß: 11g

Hausgemachte Hearty Blueberry Oatmeal

Vorbereitungszeit: 10 Minuten
Kochzeit: 25 Minuten
Reicht für: 6

Zutaten:

- 1½ Tassen Haferflocken
- 1¼ Teelöffel gemahlener Zimt, geteilt
- ½ Teelöffel Backpulver
- Prise Salz
- 1 Tasse ungesüßte Vanille-Mandelmilch
- ¼ Tasse Honig
- 1 Teelöffel Vanilleextrakt
- 1 Ei, verquirlt
- 2 Tassen Heidelbeeren
- Olivenöl
- 1½ Teelöffel Zucker, geteilt
- 6 Esslöffel fettarme Schlagsahne (optional)

Methode:

1. Haferflocken, 1 Teelöffel Zimt, Backpulver und Salz in einer großen Schüssel vermengen.
2. Mandelmilch, Honig, Vanille und Ei in einer mittelgroßen Schüssel verquirlen,
3. Die flüssigen Zutaten in die Hafermischung geben und umrühren. Die Heidelbeeren unterheben.
4. Eine runde Fritteuse dünn mit Öl einsprühen.
5. Die Hälfte der Blaubeermischung in die Pfanne geben.
6. Mit ⅛ Teelöffel Zimt und ½ Teelöffel Zucker bestreuen.
7. Die Pfanne mit Alufolie abdecken und vorsichtig in den Frittierkorb legen.
8. 20 Minuten lang an der Luft braten. Die Folie entfernen und weitere 5 Minuten an der Luft braten. Die Mischung in eine flache Schüssel geben.
9. Wiederholen Sie die obigen Schritte mit der restlichen Blaubeermischung, ½ Teelöffel Zucker und ⅛ Teelöffel Zimt.
10. In Schalen füllen und mit Schlagsahne garnieren. Sofort servieren.

Nährwert (Menge pro Portion):

Kalorien: 170; Fett: 3g; Kohlenhydrate: 34g; Eiweiß: 4g

Süß Banana Bread Pudding

Vorbereitungszeit: 10 Minuten
Kochzeit: 20 Minuten
Reicht für: 4

Zutaten:

- Olivenöl
- 2 mittelgroße reife Bananen, püriert
- ½ Tasse fettarme Milch
- 2 Esslöffel Erdnussbutter
- 2 Esslöffel Ahornsirup
- 1 Teelöffel gemahlener Zimt
- 1 Teelöffel Vanilleextrakt
- 2 Scheiben Vollkornbrot, in mundgerechte Stücke gerissen
- ¼ Tasse schnelle Haferflocken

Methode:

1. Vier einzelne Auflaufförmchen oder eine Fritteuse dünn mit Olivenöl besprühen.
2. Bananen, Milch, Erdnussbutter, Ahornsirup, Zimt und Vanille in einer großen Rührschüssel vermischen. Mit einem elektrischen Mixer oder Schneebesen verrühren, bis alles gut vermischt ist.
3. Die Brotstücke hinzufügen und umrühren, um sie mit der Flüssigkeit zu bedecken.
4. Die Haferflocken hinzugeben und umrühren, bis alles vermischt ist.
5. Die Mischung in die Auflaufform geben oder gleichmäßig auf die Auflaufförmchen verteilen. Mit Alufolie abdecken.
6. In den Frittierkorb 2 Auflaufformen legen und 10 bis 12 Minuten oder bis zum Durchwärmen frittieren.
7. Die Folie entfernen und weitere 6 bis 8 Minuten garen.
8. Mit den restlichen 2 Auflaufformen ebenso verfahren. Warm servieren.

Nährwert (Menge pro Portion):

Kalorien: 212; Fett: 6g; Kohlenhydrate: 38g; Eiweiß: 6g

Kapitel 3: Schlankes und grünes Geflügel

Pikant Cajun Chicken Kebabs

Vorbereitungszeit: 20 Minuten
Kochzeit: 20 Minuten
Reicht für: 6

Zutaten:

- Olivenöl
- 1½ Pfund Hühnerbrüste ohne Knochen und Haut, in mundgerechte Stücke geschnitten
- 1½ Esslöffel Cajun-Gewürz, aufgeteilt
- 1 mittelgroße rote Paprikaschote, in große Würfel geschnitten
- 1 mittelgroße grüne Paprikaschote, in große Würfel geschnitten
- 1 mittelgroße Zwiebel, in große Würfel geschnitten

Methode:

1. Einen Frittierkorb leicht mit Olivenöl einsprühen.
2. Das Hähnchen mit 1 Esslöffel Cajun-Gewürz in einer großen Schüssel vermengen und mit Olivenöl beträufeln.
3. Paprika und Zwiebel mit dem restlichen ½ Esslöffel Cajun-Gewürz in einer separaten, großen Schüssel vermengen und mit Olivenöl beträufeln.
4. Wenn Sie Holzspieße verwenden möchten, weichen Sie diese vor der Verwendung mehr als 30 Minuten in Wasser ein.
5. Hähnchen und Gemüse abwechselnd auf die Spieße stecken, erst Hähnchen, dann Gemüse.
6. Die Spieße im Frittierkorb in einer einzigen Schicht anordnen. Die Spieße müssen schubweise gegart werden.
7. 10 Minuten an der Luft braten. Die Spieße umdrehen und leicht mit Olivenöl besprühen. Weitere 5 bis 10 Minuten an der Luft braten, oder bis das Huhn eine Innentemperatur von mindestens 165°F hat.
8. Sofort servieren.

Nährwert (Menge pro Portion):

Kalorien: 128; Fett: 3g; Kohlenhydrate: 4g; Eiweiß: 24g

Authentisch Hawaiian Pineapple Chicken Kebabs

Vorbereitungszeit: 15 Minuten, plus 1 bis 2 Stunden zum Marinieren
Kochzeit: 20 Minuten
Reicht für: 6

Zutaten:

- Olivenöl
- 3 Esslöffel Sojasauce
- 1 (15-Unzen) Dose Ananasstücke, 2 Esslöffel des Safts vorbehalten
- 1 Esslöffel Sesamöl
- ¼ Teelöffel gemahlener Ingwer
- ¼ Teelöffel Knoblauchpulver
- 1½ Pfund Hühnerbrüste ohne Knochen und Haut, in 1-Zoll-Stücke geschnitten
- 2 große Paprikaschoten, in 1-Zoll-Stücke geschnitten

Methode:

1. Einen Frittierkorb leicht mit Olivenöl einsprühen.
2. In einer großen Schüssel die Sojasauce, den reservierten Ananassaft, Sesamöl, Ingwer und Knoblauchpulver vermischen. Das Hähnchen, die Paprika und die Ananasstücke hinzufügen und durchschwenken.
3. Die Schüssel abdecken und für mindestens 1 Stunde und bis zu 2 Stunden in den Kühlschrank stellen.
4. Wenn Sie Holzspieße verwenden möchten, weichen Sie die Spieße mindestens 30 Minuten lang in Wasser ein.
5. Hähnchen, Paprika und Ananas auf die Spieße stecken, abwechselnd mit Hähnchen, Gemüse und Obst. Legen Sie die Spieße in einer einzigen Schicht in den Frittierkorb. Sprühen Sie die Spieße leicht mit Olivenöl ein. Sie müssen die Spieße schubweise zubereiten.
6. 10 Minuten lang an der Luft braten. Die Spieße umdrehen, mit Olivenöl beträufeln und weitere 5 bis 10 Minuten braten, oder bis das Hähnchen schön gebräunt ist und das Gemüse an den Rändern zu verkohlen beginnt.
7. Guten Appetit.

Nährwert (Menge pro Portion):

Kalorien: 190; Fett: 5g; Kohlenhydrate: 14g; Eiweiß: 24g

Hausgemachte Sesame Chicken Tenders

Vorbereitungszeit: 5 Minuten, plus 2 Stunden zum Marinieren
Kochzeit: 15 Minuten
Reicht für: 4

Zutaten:

- Olivenöl
- ¼ Tasse Sojasauce
- 2 Esslöffel weißer Essig
- 1 Esslöffel Honig
- 1 Esslöffel geröstetes Sesamöl
- 1 Esslöffel Limettensaft
- 1 Teelöffel gemahlener Ingwer
- 1 Pfund Hähnchenfilets ohne Knochen und Haut
- 2 Teelöffel geröstete Sesamsamen

Methode:

1. Einen Frittierkorb leicht mit Olivenöl einsprühen.
2. Eine Marinade zubereiten: Sojasauce, Weißweinessig, Honig, Sesamöl, Limettensaft und Ingwer in einem großen Plastikbeutel mit Reißverschluss vermengen.
3. Die Hähnchenfiletstücke in den Beutel geben und verschließen. Dann mindestens 2 Stunden oder über Nacht in den Kühlschrank stellen, um das Huhn zu marinieren.
4. Wenn Sie Holzspieße verwenden möchten, weichen Sie diese vor der Verwendung mindestens 30 Minuten lang in Wasser ein.
5. Je 1 Hähnchenfilet auf einen Spieß stecken und mit Sesam bestreuen. Die Marinade aufbewahren.
6. Legen Sie die Spieße in einer einzigen Schicht in den Frittierkorb. Sie müssen das Hähnchen schubweise braten.
7. 6 Minuten lang an der Luft braten. Das Huhn umdrehen und mit mehr Marinade begießen. Dann weitere 5 bis 8 Minuten braten, bis es knusprig ist. Sofort servieren.

Nährwert (Menge pro Portion):

Kalorien: 176; Fett: 7g; Kohlenhydrate: 6g; Eiweiß: 24g

Aromatisiert Teriyaki Chicken Bowls

Vorbereitungszeit: 5 Minuten, plus bis zu 30 Minuten zum Marinieren
Kochzeit: 15 Minuten
Reicht für: 4

Zutaten:

- Olivenöl
- ⅓ Tasse Sojasauce
- ⅓ Tasse Honig
- 3 Esslöffel weißer Essig
- 1½ Teelöffel getrockneter Thymian
- 1½ Teelöffel Paprika
- 1 Teelöffel gemahlener schwarzer Pfeffer
- ½ Teelöffel Cayennepfeffer
- ½ Teelöffel gemahlener Piment
- 1 Pfund Hähnchenfilets ohne Knochen und Haut
- 2 Tassen gekochter brauner Reis
- 2 Tassen gedämpfte Brokkoli-Röschen

Methode:

1. Einen Frittierkorb leicht mit Olivenöl einsprühen.
2. Für die Marinade: Sojasauce, Honig, Weißweinessig, Thymian, Paprika, schwarzen Pfeffer, Cayennepfeffer und Piment in einer großen Schüssel verrühren.
3. Die Filetstücke in die Marinade geben und umrühren, damit sie gleichmäßig bedeckt sind. Abdecken und für mindestens 30 Minuten in den Kühlschrank stellen.
4. Legen Sie das Hähnchen in einer einzigen Schicht in den Frittierkorb. Sie müssen das Hähnchen schubweise garen. Bewahren Sie die Marinade auf.
5. 6 Minuten lang an der Luft braten. Das Hähnchen umdrehen und mit etwas von der restlichen Marinade bestreichen. Weitere 5 bis 7 Minuten garen, oder bis das Hähnchen eine Innentemperatur von mindestens 165°F erreicht hat.
6. Zum Anrichten der Schüsseln ½ Tasse braunen Reis, ½ Tasse gedünsteten Brokkoli und 2 Hähnchenfilets in jede Schüssel geben und sofort servieren.

Nährwert (Menge pro Portion):

Kalorien: 335; Fett: 4g; Kohlenhydrate: 50g; Eiweiß: 27g

Fuss-Free Buffalo Chicken Taquitos

Vorbereitungszeit: 15 Minuten
Kochzeit: 10 Minuten
Reicht für: 6

Zutaten:

- Olivenöl
- 8 Unzen fettfreier Frischkäse, erweicht
- ⅛ Tasse Buffalo-Sauce
- 2 Tassen zerkleinertes gekochtes Hühnerfleisch
- 12 (7-Zoll) kohlenhydratarme Mehltortillas

Methode:

1. Einen Frittierkorb leicht mit Olivenöl einsprühen.
2. Den Frischkäse und die Buffalo-Sauce in einer großen Schüssel verrühren, bis sie gut vermischt sind. Das Hähnchenfleisch hinzugeben und gut umrühren, bis alles gut vermischt ist.
3. Die Tortillas auf eine saubere Arbeitsfläche legen. 2 bis 3 Esslöffel der Hähnchenmischung in einer dünnen Linie in der Mitte jeder Tortilla verteilen. Die Tortillas aufrollen.
4. Die Tortillas mit der Nahtseite nach unten in den Frittierkorb legen. Sprühen Sie jede Tortilla leicht mit Olivenöl ein. Die Taquitos müssen schubweise gegart werden.
5. 5 bis 10 Minuten oder bis sie goldbraun sind, an der Luft braten. Sofort servieren.

Nährwert (Menge pro Portion):

Kalorien: 286; Fett: 8g; Kohlenhydrate: 25g; Eiweiß: 28g

Duftend Jerk Chicken Wraps

Vorbereitungszeit: 1 Stunde 10 Minuten
Kochzeit: 15 Minuten
Reicht für: 4

Zutaten:

- 1 Pfund Hähnchenfilets ohne Knochen und Haut
- 1 Tasse Jerk-Marinade
- Olivenöl
- 4 große kohlenhydratarme Tortillas
- 1 Tasse juliennierte Karotten
- 1 Tasse geschälte Gurkenbändchen
- 1 Tasse geschredderter Kopfsalat
- 1 Tasse Mango oder Ananasstücke

Methode:

1. Das Huhn in einer mittelgroßen Schüssel mit der Jerk-Marinade bestreichen. Dann abdecken und für mindestens 1 Stunde in den Kühlschrank stellen.
2. Einen Frittierkorb leicht mit Olivenöl einsprühen.
3. Das Hähnchen in einer einzigen Schicht in den Frittierkorb legen und leicht mit Olivenöl besprühen. Sie müssen das Hähnchen schubweise braten. Die restliche Marinade aufbewahren.
4. 8 Minuten lang an der Luft braten. Das Hähnchen umdrehen und mit einem Teil der restlichen Marinade bestreichen. Weitere 5 bis 7 Minuten garen, oder bis das Hähnchen eine Innentemperatur von mindestens 165°F erreicht hat.
5. Jede Tortilla mit ¼ Tasse Möhren, ¼ Tasse Gurke, ¼ Tasse Salat und ¼ Tasse Mango füllen, um die Wraps zusammenzustellen. Mit einem Viertel der Hähnchenfilets belegen und die Tortilla aufrollen. Es ist besser, warm oder kalt zu servieren.

Nährwert (Menge pro Portion):

Kalorien: 325; Fett: 6g; Kohlenhydrate: 50g; Eiweiß: 32g

Lecker Spinach and Feta Chicken Meatballs

Vorbereitungszeit: 30 Minuten
Kochzeit: 18 Minuten
Reicht für: 6

Zutaten:

- Olivenöl
- 4 Unzen frischer Spinat, zerkleinert
- ½ Teelöffel Salz, plus mehr nach Bedarf
- ½ Tasse Vollkorn-Panko-Brotkrumen
- ¼ Teelöffel frisch gemahlener schwarzer Pfeffer
- ¼ Teelöffel Knoblauchpulver
- 1 Ei, verquirlt
- 1 Pfund mageres Hühnerfleisch
- ⅓ Tasse zerbröckelter Feta-Käse

Methode:

1. Eine große Pfanne leicht mit Olivenöl beträufeln. Den Spinat hinzufügen, leicht salzen und bei mittlerer Hitze 2 bis 3 Minuten braten, bis der Spinat verwelkt ist. Beiseite stellen.
2. Die Pankobrösel, ½ Teelöffel Salz, Pfeffer und Knoblauchpulver in einer großen Schüssel vermengen. Ei, Hähnchen, Spinat und Feta hinzufügen und gut verrühren.
3. Mit einem gehäuften Esslöffel 24 Frikadellen formen.
4. Einen Frittierkorb leicht mit Olivenöl einsprühen.
5. Die Fleischbällchen in einer einzigen Lage in den Frittierkorb legen. Besprühen Sie die Fleischbällchen leicht mit Olivenöl. Sie müssen schubweise gegart werden.
6. 7 Minuten lang an der Luft braten. Die Fleischbällchen umdrehen und weitere 5 bis 8 Minuten oder bis sie goldbraun sind, braten. Sofort servieren.

Nährwert (Menge pro Portion):

Kalorien: 175; Fett: 9g; Kohlenhydrate: 6g; Eiweiß: 19g

Breaded Homemade Chicken Strips

Vorbereitungszeit: 15 Minuten
Kochzeit: 20 Minuten
Reicht für: 4

Zutaten:

- 1 Esslöffel Olivenöl, plus mehr zum Besprühen
- 1 Pfund entbeinte, hautlose Hühnerfilets
- 1 Teelöffel Salz
- ½ Teelöffel frisch gemahlener schwarzer Pfeffer
- ½ Teelöffel Paprika
- ½ Teelöffel Knoblauchpulver
- ½ Tasse gewürzte Vollkornbrotkrumen
- 1 Teelöffel getrocknete Petersilie

Methode:

1. Einen Frittierkorb leicht mit Olivenöl einsprühen.
2. Das Hähnchen mit Salz, Pfeffer, Paprika und Knoblauchpulver in eine mittelgroße Schüssel geben und durchschwenken, bis es gleichmäßig bedeckt ist.
3. Das Olivenöl hinzugeben und schwenken, damit das Huhn vollständig bedeckt ist.
4. Die Semmelbrösel und die Petersilie in einer separaten, flachen Schüssel vermischen.
5. Jedes Hähnchenstück vollständig mit der Paniermehlmischung bestreichen.
6. Legen Sie die Hähnchen in einer einzigen Schicht in den Frittierkorb und besprühen Sie ihn leicht mit Olivenöl. Möglicherweise müssen Sie sie schubweise braten.
7. 10 Minuten lang an der Luft braten. Das Hähnchen umdrehen, mit Olivenöl beträufeln und weitere 8 bis 10 Minuten braten, bis es goldbraun ist. Sofort servieren.

Nährwert (Menge pro Portion):

Kalorien: 178; Fett: 6g; Kohlenhydrate: 8g; Eiweiß: 25g

Pikant Black Pepper Chicken

Vorbereitungszeit: 10 Minuten
Kochzeit: 15 Minuten
Reicht für: 4

Zutaten:

- Olivenöl
- ½ Tasse Sojasauce
- 2 Esslöffel Hoisin-Sauce
- 4 Teelöffel gehackter Knoblauch
- 1 Teelöffel frisch gemahlener schwarzer Pfeffer
- 8 Hähnchenfilets ohne Knochen und Haut
- 1 Tasse gehackter Sellerie
- 1 mittelgroße rote Paprika, gewürfelt

Methode:

1. Einen Frittierkorb leicht mit Olivenöl einsprühen.
2. Eine Marinade zubereiten: Sojasauce, Hoisin-Sauce, Knoblauch und schwarzen Pfeffer in einer großen Schüssel verrühren. Hähnchen, Sellerie und Paprika hinzufügen und gleichmäßig durchschwenken.
3. Die überschüssige Marinade durch Schütteln des Hähnchens entfernen, das Hähnchen und das Gemüse in den Frittierkorb legen und mit Olivenöl beträufeln. Möglicherweise müssen Sie die Hähnchen schubweise braten. Die restliche Marinade aufbewahren.
4. 8 Minuten lang an der Luft braten. Das Hähnchen umdrehen und mit etwas von der restlichen Marinade bestreichen. Weitere 5 bis 7 Minuten garen, oder bis das Hähnchen eine Innentemperatur von mindestens 165°F erreicht hat. Guten Appetit.

Nährwert (Menge pro Portion):

Kalorien: 153; Fett: 1g; Kohlenhydrate: 10g; Eiweiß: 27g

Authentisch Mexican Sheet Pan Dinner

Vorbereitungszeit: 10 Minuten
Kochzeit: 15 Minuten
Reicht für: 4

Zutaten:

- 1 Pfund Hähnchenfilets ohne Knochen und Haut, in Streifen geschnitten
- 3 Paprikaschoten, beliebige Farbe, in Würfel geschnitten
- 1 Zwiebel, in Würfel geschnitten
- 1 Esslöffel Olivenöl, plus mehr zum Besprühen
- 1 Esslöffel Fajita-Gewürzmischung

Methode:

1. Das Hähnchen, die Paprika, die Zwiebel, 1 Esslöffel Olivenöl und das Fajita-Gewürz in einer großen Schüssel vermischen, bis es gleichmäßig bedeckt ist.
2. Einen Frittierkorb leicht mit Olivenöl einsprühen.
3. Das Hähnchen und das Gemüse in den Frittierkorb legen und mit Olivenöl beträufeln.
4. 7 Minuten lang an der Luft braten. Den Korb schütteln und weitere 5 bis 8 Minuten garen, oder bis das Hähnchen durchgebraten ist und das Gemüse anfängt zu verkohlen.
5. Guten Appetit.

Nährwert (Menge pro Portion):

Kalorien: 178; Fett: 6g; Kohlenhydrate: 9g; Eiweiß: 24g

Frisch Parmesan-Lemon Chicken

Vorbereitungszeit: 1 Stunde 10 Minuten
Kochzeit: 20 Minuten
Reicht für: 4

Zutaten:

- 1 Ei
- 2 Esslöffel Zitronensaft
- 2 Teelöffel gehackter Knoblauch
- ½ Teelöffel Salz
- ½ Teelöffel frisch gemahlener schwarzer Pfeffer
- 4 Hühnerbrüste ohne Knochen und ohne Haut, dünn geschnitten
- Olivenöl
- ½ Tasse Vollkornbrotkrümel
- ¼ Tasse geriebener Parmesankäse

Methode:

1. Ei, Zitronensaft, Knoblauch, Salz und Pfeffer in einer mittelgroßen Schüssel verquirlen. Die Hähnchenbrüste hinzufügen, abdecken und bis zu 1 Stunde in den Kühlschrank stellen.
2. Die Semmelbrösel und den Parmesankäse in einer flachen Schüssel mischen.
3. Einen Frittierkorb leicht mit Olivenöl einsprühen.
4. Die Hähnchenbrüste aus der Eimischung nehmen, dann in der Paniermehlmischung wenden und in einer einzigen Schicht in den Frittierkorb legen. Besprühen Sie die Hähnchenbrüste mit etwas Olivenöl. Möglicherweise müssen Sie das Hähnchen schubweise braten.
5. 8 Minuten lang an der Luft braten. Das Hähnchen umdrehen, leicht mit Olivenöl besprühen und weitere 7 bis 12 Minuten braten, oder bis das Hähnchen eine Innentemperatur von 165°F erreicht hat.
6. Sofort servieren.

Nährwert (Menge pro Portion):

Kalorien: 195; Fett: 6g; Kohlenhydrate: 8g; Eiweiß: 29g

Authentisch Italian Chicken and Veggies

Vorbereitungszeit: 10 Minuten
Kochzeit: 30 Minuten
Reicht für: 4

Zutaten:

- ¾ Tasse Balsamico-Vinaigrette-Dressing, aufgeteilt
- 1 Pfund entbeinte, hautlose Hühnerfilets
- Olivenöl
- 1 Pfund frische grüne Bohnen, geputzt
- 1 Esslöffel Traubentomaten

Methode:

1. Eine halbe Tasse des Balsamico-Vinaigrette-Dressings und das Hähnchen in einen großen Plastikbeutel mit Reißverschluss geben, verschließen und für mindestens 1 Stunde oder bis zu über Nacht in den Kühlschrank stellen.
2. Grüne Bohnen, Tomaten und die restliche ¼ Tasse Balsamico-Vinaigrette-Dressing in einer großen Schüssel mischen und umrühren, bis alles gut bedeckt ist.
3. Den Frittierkorb leicht mit Öl besprühen. Das Gemüse im Frittierkorb anrichten. Restliche Vinaigrette aufbewahren.
4. 8 Minuten lang an der Luft braten. Den Korb schütteln und weitere 5 bis 7 Minuten garen, bis die Bohnen knackig, aber zart sind und die Tomaten weich und leicht verkohlt sind.
5. Wischen Sie den Frittierkorb mit einem Papiertuch ab und besprühen Sie ihn leicht mit Olivenöl.
6. Legen Sie die Hähnchen in einer einzigen Schicht in den Frittierkorb. Sie müssen sie schubweise garen.
7. 7 Minuten lang an der Luft braten. Das Hähnchen umdrehen, mit der restlichen Vinaigrette begießen und weitere 5 bis 8 Minuten garen, oder bis das Hähnchen eine Innentemperatur von 165°F erreicht hat.
8. Das Hähnchen und das Gemüse zusammen anrichten.

Nährwert (Menge pro Portion):

Kalorien: 266; Fett: 12g; Kohlenhydrate: 19g; Eiweiß: 26g

Duftend Whole Roasted Chicken

Vorbereitungszeit: 15 Minuten
Kochzeit: 1 Stunde
Reicht für: 6

Zutaten:

- Olivenöl
- 1 Teelöffel Salz
- 1 Teelöffel italienisches Gewürz
- ½ Teelöffel frisch gemahlener schwarzer Pfeffer
- ½ Teelöffel Paprika
- ½ Teelöffel Knoblauchpulver
- ½ Teelöffel Zwiebelpulver
- 2 Esslöffel Olivenöl
- 1 (4 Pfund) Brathähnchen

Methode:

1. Einen Frittierkorb leicht mit Olivenöl einsprühen.
2. Salz, italienische Gewürze, Pfeffer, Paprika, Knoblauchpulver und Zwiebelpulver in einer kleinen Schüssel mischen.
3. Alle Innereien aus dem Huhn entfernen. Das Huhn mit Papiertüchern sehr gründlich trocken tupfen, auch die Höhle.
4. Das Hähnchen mit dem Olivenöl bestreichen und mit der Gewürzmischung einpinseln.
5. Binden Sie das Huhn mit Bindfaden zusammen oder binden Sie die Beine mit Fleischerschnur zusammen, damit Sie das Huhn während des Garens leichter wenden können.
6. Das Hähnchen mit der Brustseite nach unten in den Frittierkorb legen. 30 Minuten lang luftfritieren. Das Hähnchen umdrehen und mit dem Fett begießen, das sich in der unteren Schublade der Fritteuse gesammelt hat. Das Hähnchen leicht mit Olivenöl besprühen.
7. 20 Minuten lang an der Luft braten. Das Hähnchen ein letztes Mal wenden und weitere 10 Minuten garen, oder bis ein in die dickste Stelle des Schenkels gestecktes Thermometer mindestens 165°F erreicht und das Hähnchen knusprig und golden ist. Weitergaren, genau beobachten und alle 5 Minuten kontrollieren, bis das Huhn die richtige Innentemperatur erreicht hat.

8. Vor dem Tranchieren und Servieren das Huhn 10 Minuten ruhen lassen.

Nährwert (Menge pro Portion):

Kalorien: 435; Fett: 33g; Kohlenhydrate: 1g; Eiweiß: 36g

Creole Corn Hens

Vorbereitungszeit: 10 Minuten
Kochzeit: 40 Minuten
Reicht für: 4

Zutaten:

- 2 Esslöffel Olivenöl, plus mehr zum Besprühen
- ½ Esslöffel kreolisches Gewürz
- ½ Esslöffel Knoblauchpulver
- ½ Esslöffel Zwiebelpulver
- ½ Esslöffel frisch gemahlener schwarzer Pfeffer
- ½ Esslöffel Paprika
- 2 kornische Hühner

Methode:

1. Einen Frittierkorb leicht mit Olivenöl einsprühen.
2. In einer kleinen Schüssel das kreolische Gewürz, das Knoblauchpulver, das Zwiebelpulver, den Pfeffer und das Paprikapulver vermischen.
3. Die Hühner trocken tupfen und jedes Huhn mit 2 Esslöffeln Olivenöl bestreichen. Jedes Huhn mit der Gewürzmischung bestreichen.
4. Die Cornish Hens in den Frittierkorb legen. 15 Minuten lang an der Luft braten. Die Hühner umdrehen und mit dem Fett, das sich in der unteren Schublade der Fritteuse gesammelt hat, begießen. Die Hühner mit Olivenöl beträufeln.
5. 15 Minuten lang an der Luft braten. Die Hühner umdrehen und weitere 5 bis 10 Minuten braten, oder bis ein in die dickste Stelle der Keule eingeführtes Thermometer mindestens 165°F erreicht und die Keule knusprig und goldgelb geworden ist
6. Die Hühner vor dem Tranchieren 10 Minuten ruhen lassen. Sofort servieren.

Nährwert (Menge pro Portion):

Kalorien: 396; Fett: 30g; Kohlenhydrate: 2g; Eiweiß: 31g

Sweet and Hot Turkey Meatballs

Vorbereitungszeit: 15 Minuten
Kochzeit: 15 Minuten
Reicht für: 6

Zutaten:

- Olivenöl
- 1 Pfund mageres Putenfleisch
- ½ Tasse Vollkorn-Panko-Brotkrumen
- 1 Ei, verquirlt
- 1 Esslöffel Sojasauce
- ¼ Tasse plus 1 Esslöffel Hoisin-Sauce, aufgeteilt
- 2 Teelöffel gehackter Knoblauch
- ⅛ Teelöffel Salz
- ⅛ Teelöffel frisch gemahlener schwarzer Pfeffer
- 1 Teelöffel Sriracha

Methode:

1. Einen Frittierkorb leicht mit Olivenöl einsprühen.
2. Putenfleisch, Panko-Brotkrümel, Ei, Sojasauce, 1 Esslöffel Hoisin-Sauce, Knoblauch, Salz und schwarzen Pfeffer in einer großen Schüssel vermengen.
3. Mit einem Esslöffel 24 Frikadellen formen.
4. Für die Glasur: Die restliche ¼ Tasse Hoisin-Sauce und Sriracha in einer kleinen Schüssel vermischen. Beiseite stellen.
5. Legen Sie die Fleischbällchen in einer einzigen Schicht in den Frittierkorb. Sie müssen schubweise gegart werden.
6. 8 Minuten an der Luft braten. Die Fleischbällchen großzügig mit der Glasur bestreichen und weitere 4 bis 7 Minuten braten, oder bis sie durchgebraten sind.

Nährwert (Menge pro Portion):

Kalorien: 175; Fett: 7g; Kohlenhydrate: 11g; Eiweiß: 17g

Scharf Stuffed Bell Peppers

Vorbereitungszeit: 20 Minuten
Kochzeit: 15 Minuten
Reicht für: 4

Zutaten:

- ½ Pfund mageres Putenfleisch
- 4 mittlere Paprikaschoten
- 1 (15-Unzen) Dose schwarze Bohnen, abgetropft und ausgespült
- 1 Tasse geschredderter fettarmer Cheddar-Käse
- 1 Tasse gekochter langkörniger brauner Reis
- 1 Tasse milde Salsa
- 1¼ Teelöffel Chilipulver
- 1 Teelöffel Salz
- ½ Teelöffel gemahlener Kreuzkümmel
- ½ Teelöffel frisch gemahlener schwarzer Pfeffer
- Olivenöl
- Gehackter frischer Koriander, zum Garnieren

Methode:

1. Den Truthahn in einer großen Pfanne bei mittlerer Hitze etwa 5 Minuten braten, dabei mit einem Löffel zerkleinern, oder bis er gebräunt ist. Überschüssiges Fett entfernen.
2. Schneiden Sie die Spitzen der Paprikaschoten etwa ½ Zoll ab und halbieren Sie sie dann der Länge nach. Die Kerne entfernen und wegwerfen und die Paprikaschoten beiseite stellen.
3. Den angebratenen Truthahn, die schwarzen Bohnen, den Cheddarkäse, den Reis, die Salsa, das Chilipulver, das Salz, den Kreuzkümmel und den schwarzen Pfeffer in einer großen Schüssel vermischen. Die Mischung in die Paprikaschoten schaufeln.
4. Einen Frittierkorb leicht mit Olivenöl einsprühen.
5. Die gefüllten Paprikaschoten in den Frittierkorb legen. 10 bis 15 Minuten frittieren, oder bis sie durch und durch erhitzt sind. Mit Koriander garnieren und sofort servieren.

Nährwert (Menge pro Portion):

Kalorien: 391; Fett: 12g; Kohlenhydrate: 48g; Eiweiß: 28g

Hausgemachte Hoisin Turkey Burgers

Vorbereitungszeit: 40 Minuten
Kochzeit: 20 Minuten
Reicht für: 4

Zutaten:

- Olivenöl
- 1 Pfund mageres Putenfleisch
- ¼ Tasse Vollkornbrotkrümel
- ¼ Tasse Hoisin-Sauce
- 2 Esslöffel Sojasauce
- 4 Vollkornbrötchen

Methode:

1. Einen Frittierkorb leicht mit Olivenöl einsprühen.
2. Truthahn, Semmelbrösel, Hoisin-Sauce und Sojasauce in einer großen Schüssel vermengen.
3. Aus der Masse 4 gleich große Patties formen. Mit Frischhaltefolie abdecken und die Teigtaschen mindestens 30 Minuten in den Kühlschrank legen.
4. Die Patties in einer einzigen Lage in den Frittierkorb legen. Die Patties leicht mit Olivenöl besprühen.
5. 10 Minuten lang an der Luft braten. Die Patties umdrehen, leicht mit Olivenöl besprühen und weitere 5 bis 10 Minuten oder bis sie goldbraun sind braten.
6. Richten Sie die Patties auf den Brötchen an und belegen Sie sie mit kalorienarmen Belägen Ihrer Wahl, z. B. Tomatenscheiben, Zwiebeln und Krautsalat.
7. Warm servieren.

Nährwert (Menge pro Portion):

Kalorien: 347; Fett: 11g; Kohlenhydrate: 35g; Eiweiß: 30g

Fuss-Free Turkey Tenderloin

Vorbereitungszeit: 20 Minuten
Kochzeit: 30 Minuten
Reicht für: 4

Zutaten:

- Olivenöl
- ½ Teelöffel Paprika
- ½ Teelöffel Knoblauchpulver
- ½ Teelöffel Salz
- ½ Teelöffel frisch gemahlener schwarzer Pfeffer
- Prise Cayennepfeffer
- 1½ Pfund Putenbrustfilet

Methode:

1. Einen Frittierkorb leicht mit Olivenöl einsprühen.
2. Paprika, Knoblauchpulver, Salz, schwarzen Pfeffer und Cayennepfeffer in einer kleinen Schüssel mischen. Die Mischung über den Truthahn streichen.
3. Den Truthahn in den Frittierkorb legen und mit Olivenöl beträufeln.
4. 15 Minuten an der Luft braten. Den Truthahn umdrehen und mit Olivenöl beträufeln. Weitere 10 bis 15 Minuten an der Luft braten, oder bis die Innentemperatur mindestens 170°F erreicht hat.
5. Vor dem Aufschneiden und Servieren den Truthahn 10 Minuten ruhen lassen. Guten Appetit.

Nährwert (Menge pro Portion):

Kalorien: 183; Fett: 1g; Kohlenhydrate: 1g; Eiweiß: 42g

Bohnenkraut Apricot-Glazed Turkey Tenderloin

Vorbereitungszeit: 20 Minuten
Kochzeit: 30 Minuten
Reicht für: 4

Zutaten:

- Olivenöl
- ¼ Tasse zuckerfreie Aprikosenkonfitüre
- ½ Esslöffel scharfer brauner Senf
- 1½ Pfund Putenbrustfilet
- Salz
- Frisch gemahlener schwarzer Pfeffer

Methode:

1. Einen Frittierkorb leicht mit Olivenöl einsprühen.
2. Zu einer Paste verarbeiten: Die Aprikosenkonfitüre und den Senf in einer kleinen Schüssel verrühren.
3. Den Truthahn mit Salz und Pfeffer bestreuen. Den Truthahn mit der Aprikosenpaste bestreichen.
4. Den Truthahn in den Frittierkorb legen und mit Olivenöl beträufeln.
5. 15 Minuten lang an der Luft braten. Den Truthahn umdrehen und leicht mit Olivenöl besprühen. Weitere 10 bis 15 Minuten an der Luft braten, oder bis die Innentemperatur mindestens 170°F erreicht.
6. Vor dem Aufschneiden und Servieren den Truthahn 10 Minuten ruhen lassen.

Nährwert (Menge pro Portion):

Kalorien: 192; Fett: 1g; Kohlenhydrate: 5g; Eiweiß: 42g

Duftend Herb-Roasted Turkey Breast

Vorbereitungszeit: 20 Minuten
Kochzeit: 45 Minuten
Reicht für: 6

Zutaten:

- 1 Esslöffel Olivenöl, plus mehr zum Besprühen
- 2 Knoblauchzehen, gehackt
- 2 Teelöffel Dijon-Senf
- 1½ Teelöffel Rosmarin
- 1½ Teelöffel Salbei
- 1½ Teelöffel Thymian
- 1 Teelöffel Salz
- ½ Teelöffel frisch gemahlener schwarzer Pfeffer
- 3 Pfund Putenbrust, aufgetaut, falls gefroren

Methode:

1. Einen Frittierkorb leicht mit Olivenöl einsprühen.
2. Um eine Paste herzustellen: Knoblauch, Olivenöl, Dijon-Senf, Rosmarin, Salbei, Thymian, Salz und Pfeffer in einer kleinen Schüssel verrühren. Die Paste über die gesamte Putenbrust streichen.
3. Die Putenbrust in den Frittierkorb legen.
4. 20 Minuten lang in der Luft braten. Die Putenbrust umdrehen und mit dem Fett begießen, das sich in der unteren Schublade der Fritteuse gesammelt hat. Weitere 20 Minuten frittieren, oder bis die Innentemperatur des Fleisches mindestens 170°F erreicht hat.
5. Wenn Sie möchten, erhöhen Sie die Temperatur auf 400°F, drehen Sie die Putenbrust ein letztes Mal um und braten Sie sie bis zu 5 Minuten in der Luft, um eine knusprige Außenseite zu erhalten.
6. Vor dem Aufschneiden und Servieren den Truthahn 10 Minuten ruhen lassen. Guten Appetit.

Nährwert (Menge pro Portion):

Kalorien: 267; Fett: 3g; Kohlenhydrate: 1g; Eiweiß: 56g

Kapitel 4: Mager und grün Beef And Pork

Blue Cheesy Burgers

Vorbereitungszeit: 10 Minuten
Kochzeit: 20 Minuten
Reicht für: 4

Zutaten:

- Olivenöl
- 1 Pfund mageres Rinderhackfleisch
- ½ Tasse Blauschimmelkäse, zerkrümelt
- 1 Teelöffel Worcestershire-Sauce
- ½ Teelöffel frisch gemahlener schwarzer Pfeffer
- ½ Teelöffel scharfe Sauce
- ½ Teelöffel gehackter Knoblauch
- ¼ Teelöffel Salz
- 4 Vollkornbrötchen

Methode:

1. Einen Frittierkorb leicht mit Olivenöl einsprühen.
2. Rindfleisch, Blauschimmelkäse, Worcestershire-Sauce, Pfeffer, scharfe Sauce, Knoblauch und Salz in einer großen Schüssel vermengen.
3. Aus der Masse 4 Patties formen.
4. Legen Sie die Patties in einer einzigen Schicht in den Frittierkorb, lassen Sie dabei etwas Platz zwischen ihnen, falls sie sich während des Garvorgangs miteinander verbinden.
5. 10 Minuten lang an der Luft braten. Umdrehen und weitere 7 bis 10 Minuten garen, oder bis das Fleisch eine Innentemperatur von mindestens 160°F erreicht hat.
6. Jedes Patty auf ein Brötchen legen und mit kalorienarmen Belägen wie Tomaten- oder Zwiebelscheiben servieren. Guten Appetit.

Nährwert (Menge pro Portion):

Kalorien: 373; Fett: 14g; Kohlenhydrate: 25g; Eiweiß: 34g

Aromatisiert Cheeseburger-Stuffed Bell Peppers

Vorbereitungszeit: 15 Minuten
Kochzeit: 20 Minuten
Reicht für: 4

Zutaten:

- Olivenöl
- 4 große rote Paprikaschoten
- 1 Pfund mageres Rinderhackfleisch
- 1 Tasse gewürfelte Zwiebel
- Salz
- Frisch gemahlener schwarzer Pfeffer
- 1 Tasse gekochter brauner Reis
- ½ Tasse geschredderter fettarmer Cheddar-Käse
- ½ Tasse Tomatensauce
- 2 Esslöffel Dill-Gurken-Relish
- 2 Esslöffel Ketchup
- 1 Esslöffel Worcestershire-Sauce
- 1 Esslöffel Senf
- ½ Tasse geschredderter Kopfsalat
- ½ Tasse gewürfelte Tomaten

Methode:

1. Einen Frittierkorb leicht mit Olivenöl einsprühen.
2. Schneiden Sie die Oberseite der Paprikaschoten etwa ½ Zoll ab. Entfernen Sie alle Kerne aus dem Inneren. Beiseite stellen.
3. In einer großen Pfanne das Hackfleisch und die Zwiebel bei mittlerer Hitze etwa 5 Minuten anbraten, bis sie gebräunt sind. Mit Salz und Pfeffer bestreuen.
4. Die Hackfleischmischung, den Reis, den Cheddar-Käse, die Tomatensauce, das Relish, den Ketchup, die Worcestershire-Sauce und den Senf in einer großen Schüssel vermischen.
5. Die Fleisch-Reis-Mischung gleichmäßig in die Paprikaschoten füllen.
6. Die gefüllten Paprikaschoten in den Frittierkorb legen. 10 bis 15 Minuten frittieren, bis die Oberseite goldbraun ist.
7. Jede Paprikaschote mit dem zerkleinerten Salat und den Tomatenwürfeln anrichten und sofort servieren.

Nährwert (Menge pro Portion):

Kalorien: 366; Fett: 11g; Kohlenhydrate: 33g; Eiweiß: 32g

Mini Loaf Size Meatloaves

Vorbereitungszeit: 10 Minuten
Kochzeit: 20 Minuten
Reicht für: 4

Zutaten:

- Olivenöl
- 1 Pfund mageres Rinderhackfleisch
- 1 Ei, verquirlt
- 1 Tasse Vollkornbrotkrümel
- ¼ Tasse fettarme evaporierte Milch
- ¼ Tasse plus 2 Esslöffel Barbecue-Sauce, aufgeteilt
- 1 Teelöffel Zwiebelpulver
- 1 Teelöffel Salz
- ½ Teelöffel frisch gemahlener schwarzer Pfeffer

Methode:

1. Einen Frittierkorb leicht mit Olivenöl einsprühen.
2. Hackfleisch, Ei, Semmelbrösel, Milch, ¼ Tasse Barbecue-Sauce, Zwiebelpulver, Salz und Pfeffer in einer großen Schüssel gut vermengen.
3. Die Rindfleischmischung gleichmäßig in vier kleine Hackbratenformen verteilen. Jedes Mini-Hackbraten-Förmchen mit ½ Esslöffel der restlichen Barbecue-Sauce bestreichen.
4. Die Hackbraten in einer einzigen Schicht in den Frittierkorb legen. 15 bis 20 Minuten an der Luft frittieren, oder bis die Innentemperatur mindestens 160°F erreicht hat.
5. Guten Appetit.

Nährwert (Menge pro Portion):

Kalorien: 306; Fett: 9g; Kohlenhydrate: 19g; Eiweiß: 30g

Gesunde Beef and Mushroom Meatballs

Vorbereitungszeit: 15 Minuten
Kochzeit: 15 Minuten
Reicht für: 6

Zutaten:

- Olivenöl
- 2 Pfund mageres Rinderhackfleisch
- ⅔ Tassen fein gehackte Champignons
- 4 Esslöffel gehackte Petersilie
- 2 Eier, verquirlt
- 2 Teelöffel Salz
- 1 Teelöffel frisch gemahlener schwarzer Pfeffer
- 1 Tasse Vollkornbrotkrümel

Methode:

1. Einen Frittierkorb leicht mit Olivenöl einsprühen.
2. Das Rindfleisch, die Pilze und die Petersilie in einer großen Schüssel vermengen. Eier, Salz und Pfeffer hinzufügen und vorsichtig vermengen. Die Semmelbrösel hinzufügen und mischen, bis die Brösel nicht mehr trocken sind. Achten Sie darauf, dass Sie nicht zu viel mischen.
3. Mit einem kleinen Keksausstecher 24 Frikadellen formen.
4. Die Fleischbällchen in einer einzigen Schicht in den Frittierkorb legen und mit Olivenöl beträufeln. Die Frikadellen müssen schubweise gegart werden.
5. 10 bis 15 Minuten lang an der Luft braten, oder bis die Innentemperatur mindestens 160°F erreicht hat. In der Zwischenzeit den Korb alle 5 Minuten schütteln, um ein gleichmäßiges Garen zu gewährleisten.
6. Warm servieren.

Nährwert (Menge pro Portion):

Kalorien: 314; Fett: 11g; Kohlenhydrate: 10g; Eiweiß: 37g

Hausgemachte Steak and Veggie Kebabs

Vorbereitungszeit: 10 Minuten, plus 2 Stunden zum Marinieren
Kochzeit: 15 Minuten
Reicht für: 4

Zutaten:

- ½ Tasse Sojasauce
- 3 Esslöffel Zitronensaft
- 2 Esslöffel Worcestershire-Sauce
- 2 Esslöffel Dijon-Senf
- 1 Teelöffel gehackter Knoblauch
- ¾ Teelöffel frisch gemahlener schwarzer Pfeffer
- 1 Pfund Lendensteak, in 1-Zoll-Würfel geschnitten
- 1 mittelgroße rote Paprikaschote, in große Würfel geschnitten
- 1 mittelgroße grüne Paprikaschote, in große Würfel geschnitten
- 1 mittelgroße rote Zwiebel, in große Würfel geschnitten
- Olivenöl

Methode:

1. Sojasauce, Zitronensaft, Worcestershire-Sauce, Dijon-Senf, Knoblauch und schwarzen Pfeffer in einer kleinen Schüssel verquirlen. Die Marinade gleichmäßig auf zwei große Plastikbeutel mit Reißverschluss verteilen.
2. Das Steak in einen der Beutel geben, verschließen und für mindestens 2 Stunden in den Kühlschrank stellen. Das Gemüse in den anderen Beutel geben, verschließen und für mindestens 1 Stunde in den Kühlschrank stellen.
3. Wenn Sie Holzspieße verwenden möchten, weichen Sie die Spieße mindestens 30 Minuten lang in Wasser ein.
4. Einen Frittierkorb leicht mit Olivenöl besprühen.
5. Steak und Gemüse abwechselnd auf die Spieße stecken.
6. Legen Sie die Spieße in einer einzigen Schicht in den Frittierkorb. Sie müssen die Spieße schubweise braten.
7. 8 Minuten lang an der Luft braten. Die Spieße umdrehen, mit Olivenöl beträufeln und weitere 4 bis 7 Minuten braten, oder bis das Steak den gewünschten Gargrad erreicht hat. Die Innentemperatur sollte 125°F für rare, 135°F für medium rare, 145°F für medium und 150°F für medium well betragen.

8. Warm servieren.

Nährwert (Menge pro Portion):

Kalorien: 271; Fett: 7g; Kohlenhydrate: 12g; Eiweiß: 38g

Einfach Steak and Mushroom Bites

Vorbereitungszeit: 5 Minuten, plus 1 Stunde zum Marinieren
Kochzeit: 20 Minuten
Reicht für: 4

Zutaten:

- 1 Pfund Lendensteak, in ½ Zoll große Würfel geschnitten
- 8 Unzen Champignons, in Scheiben geschnitten
- 1 Esslöffel Worcestershire-Sauce
- 1 Esslöffel Balsamico-Essig
- 1 Esslöffel Sojasauce
- 1 Esslöffel Olivenöl, plus mehr zum Besprühen
- 1 Teelöffel Dijon-Senf
- 1 Teelöffel gehackter Knoblauch
- Salz
- Frisch gemahlener schwarzer Pfeffer

Methode:

1. Das Steak und die Pilze in einen großen Plastikbeutel mit Reißverschluss geben. Worcestershire-Sauce, Balsamico-Essig, Sojasauce, Olivenöl, Dijon-Senf und Knoblauch hinzufügen. Mit Salz und Pfeffer würzen und abschmecken, verschließen und für mindestens 1 Stunde oder über Nacht in den Kühlschrank stellen.
2. Einen Frittierkorb leicht mit Olivenöl einsprühen.
3. Das Steak und die Pilze gleichmäßig in den Frittierkorb geben. Sie müssen schubweise braten.
4. 10 Minuten lang an der Luft braten. Den Korb schütteln und weitere 5 bis 10 Minuten garen, oder bis das Steak den gewünschten Gargrad erreicht hat. Die Innentemperatur sollte 125°F für rare, 135°F für medium rare, 145°F für medium und 150°F für medium well betragen.
5. Sofort servieren.

Nährwert (Menge pro Portion):

Kalorien: 261; Fett: 10g; Kohlenhydrate: 4g; Eiweiß: 37g

Gesunde Beef and Broccoli Stir Fry

Vorbereitungszeit: 15 Minuten, plus 2 Stunden zum Marinieren
Kochzeit: 15 Minuten
Reicht für: 4

Zutaten:

- 3 Esslöffel trockener Sherry
- ¼ Tasse Sojasauce
- 4 Knoblauchzehen, gehackt
- 1 Esslöffel Sesamöl
- ½ Teelöffel rote Paprikaflocken
- 1 Pfund Flank oder Skirt Steak, geputzt und in Streifen geschnitten
- Olivenöl
- ½ Pfund Brokkoli-Röschen
- ¼ Tasse Rinderbrühe
- 2 Teelöffel Speisestärke

Methode:

1. Eine Marinade zubereiten: Sherry, Sojasauce, Knoblauch, Sesamöl und rote Paprikaflocken in einer kleinen Schüssel vermischen.
2. Das Steak und 3 Esslöffel der Marinade in einen großen Plastikbeutel mit Reißverschluss geben, verschließen und für mindestens 2 Stunden in den Kühlschrank stellen.
3. Einen Frittierkorb leicht mit Olivenöl einsprühen.
4. Die Hälfte des Steaks zusammen mit der Hälfte der Brokkoliröschen in den Frittierkorb geben. Leicht mit Olivenöl besprühen.
5. 8 Minuten lang an der Luft braten. Den Korb schütteln, um das Fleisch zu verteilen, und weitere 4 bis 7 Minuten braten, oder bis es durchgebraten ist. Wiederholen Sie den Vorgang mit dem restlichen Steak und Brokkoli. Das Steak und den Brokkoli in eine große Schüssel geben.
6. Während das Steak brät, die Brühe und die restliche Marinade in einem kleinen Topf bei mittlerer Hitze zum Kochen bringen.
7. Aufschlämmung: In einer kleinen Schüssel die Maisstärke und 1 Esslöffel Wasser vermischen. Den Brei in den Soßentopf geben und unter Rühren einige Sekunden bis 1 Minute köcheln lassen, bis die Soße einzudicken beginnt.

8. Die Sauce über das gebratene Steak und den Brokkoli geben und gleichmäßig darüber verteilen. Sofort servieren.

Nährwert (Menge pro Portion):

Kalorien: 259; Fett: 11g; Kohlenhydrate: 9g; Eiweiß: 27g

Authentisch Korean BBQ Beef Bowls

Vorbereitungszeit: 10 Minuten, plus bis zu 2 Stunden zum Marinieren
Kochzeit: 25 Minuten
Reicht für: 4

Zutaten:

- ½ Tasse Sojasauce
- 2 Esslöffel brauner Zucker
- 2 Esslöffel Rotweinessig oder Reisessig
- 1 Esslöffel Olivenöl, plus mehr zum Besprühen
- 1 Esslöffel Sesamöl
- 1 Pfund Flankensteak, in sehr dünne Scheiben gegen die Faser geschnitten
- 2 Teelöffel Speisestärke
- 2 Tassen gekochter brauner Reis
- 2 Tassen gedämpfte Brokkoli-Röschen

Methode:

1. Sojasauce, braunen Zucker, Essig, Olivenöl und Sesamöl in einer großen Schüssel verquirlen. Das Steak hinzufügen, mit Plastikfolie abdecken und mindestens 30 Minuten oder bis zu 2 Stunden in den Kühlschrank stellen.
2. Einen Frittierkorb leicht mit Olivenöl einsprühen.
3. Entfernen Sie die überschüssige Marinade so weit wie möglich von dem Steak. Die restliche Marinade aufbewahren.
4. Legen Sie das Steak in einer einzigen Schicht in den Frittierkorb. Möglicherweise müssen Sie das Steak schubweise braten.
5. 10 Minuten lang an der Luft braten. Das Steak wenden und weitere 7 bis 10 Minuten braten, oder bis das Steak den gewünschten Gargrad erreicht hat. Die Innentemperatur sollte 125°F für rare, 135°F für medium rare, 145°F für medium und 150°F für medium well betragen. Das Steak in eine große Schüssel geben und beiseite stellen.
6. Während das Steak brät, die restliche Marinade in einem kleinen Topf bei mittlerer Hitze zum Kochen bringen.
7. Die Maisstärke und 1 Esslöffel Wasser in einer kleinen Schüssel zu einem Brei verrühren. Den Brei zur Marinade geben, die Hitze auf mittlere bis niedrige Stufe stellen und unter Rühren einige Sekunden bis 1 Minute köcheln lassen, bis die Soße anfängt einzudicken.
8. Die Sauce über dem Steak verteilen und umrühren.

9. Jeweils ½ Tasse braunen Reis und ½ Tasse Brokkoli in vier Schüsseln geben und mit dem Steak belegen, um die Schüsseln zusammenzustellen. Warm servieren.

Nährwert (Menge pro Portion):

Kalorien: 399; Fett: 15g; Kohlenhydrate: 36g; Eiweiß: 29g

Hausgemachte Beef and Bean Chimichangas

Vorbereitungszeit: 15 Minuten
Kochzeit: 15 Minuten
Reicht für: 4

Zutaten:

- Olivenöl
- 1 Pfund mageres Rinderhackfleisch
- 1 Esslöffel Taco-Gewürz
- ½ Tasse Salsa
- 1 (16-Unzen) Dose fettfreie gebratene Bohnen
- 4 große Vollweizentortillas
- ½ Tasse zerkleinerter Cheddar-Käse

Methode:

1. Den Frittierkorb leicht mit Olivenöl einsprühen.
2. Das Rinderhackfleisch in einer großen Pfanne bei mittlerer Hitze ca. 5 Minuten anbraten, bis es gebräunt ist. Das Taco-Gewürz und die Salsa hinzufügen und verrühren. Beiseite stellen.
3. Jede Tortilla mit ½ Tasse Bohnen bestreuen, dabei einen Rand von ½ Zoll frei lassen. Jeweils ¼ der Hackfleischmischung auf die Tortilla geben und mit 2 Esslöffeln Cheddar-Käse belegen.
4. Die gegenüberliegenden Seiten der Tortilla einklappen und aufrollen.
5. Die Chimichangas mit der Nahtseite nach unten in den Frittierkorb legen. Mit Olivenöl beträufeln. Die Chimichangas müssen schubweise gegart werden.
6. 5 bis 10 Minuten oder bis sie goldbraun sind, an der Luft braten. Sofort servieren.

Nährwert (Menge pro Portion):

Kalorien: 532; Fett: 16g; Kohlenhydrate: 50g; Eiweiß: 40g

Pikant Steak Fingers

Vorbereitungszeit: 15 Minuten
Kochzeit: 15 Minuten
Reicht für: 4

Zutaten:

- Olivenöl
- ½ Tasse Vollkornmehl
- 1 Teelöffel Gewürzsalz
- ½ Teelöffel frisch gemahlener schwarzer Pfeffer
- ¼ Teelöffel Cayennepfeffer
- 2 Eier, verquirlt
- ½ Tasse fettarme Milch
- 1 Pfund Würfelsteaks, in 1 Zoll breite Streifen geschnitten

Methode:

1. Einen Frittierkorb leicht mit Olivenöl einsprühen.
2. Mehl, Salz, schwarzer Pfeffer und Cayennepfeffer in einer flachen Schüssel vermischen.
3. In einer anderen flachen Schüssel Eier und Milch verquirlen.
4. Die Steakstreifen in der Mehlmischung wälzen, dann mit der Eiermischung bestreichen und noch einmal in der Mehlmischung wälzen, um sie gleichmäßig zu panieren.
5. Die Steakstreifen in einer Lage in den Frittierkorb legen und mit Olivenöl beträufeln. Das Steak muss schubweise gebraten werden.
6. 8 Minuten an der Luft braten. Die Steakstreifen umdrehen und leicht mit Olivenöl besprühen. Weitere 4 bis 7 Minuten braten, bis sie goldbraun und knusprig sind. Warm servieren.

Nährwert (Menge pro Portion):

Kalorien: 288; Fett: 12g; Kohlenhydrate: 13g; Eiweiß: 30g

Reichhaltig Beef Roll-Ups

Vorbereitungszeit: 30 Minuten, plus 30 Minuten zum Marinieren
Kochzeit: 20 Minuten
Reicht für: 4

Zutaten:

- 1½ Pfund Lendensteak, in Scheiben geschnitten
- 2 Esslöffel Worcestershire-Sauce
- ½ Esslöffel Knoblauchpulver
- ½ Esslöffel Zwiebelpulver
- 2 mittelgroße Paprikaschoten beliebiger Farbe, in dünne Streifen geschnitten
- ½ Tasse zerkleinerter Mozzarella-Käse
- Salz
- Frisch gemahlener schwarzer Pfeffer
- Olivenöl

Methode:

1. Die Steaks mit einem Fleischklopfer sehr dünn klopfen.
2. Für die Marinade: Worcestershire-Sauce, Knoblauchpulver und Zwiebelpulver in einer kleinen Schüssel vermischen.
3. Die Steaks in einen großen Plastikbeutel mit Reißverschluss geben, verschließen, in den Kühlschrank stellen und mindestens 30 Minuten marinieren.
4. 8 Zahnstocher 15 bis 20 Minuten lang in Wasser einweichen.
5. Jeweils ¼ der Paprikaschoten und ¼ des Mozzarella-Käses in die Mitte der Steaks geben. Mit Salz und schwarzem Pfeffer bestreuen. Jedes Steak straff aufrollen und mit 2 Zahnstochern befestigen.
6. Einen Frittierkorb leicht mit Olivenöl einsprühen. Die Rinderrouladen in einer einzigen Schicht mit der Zahnstocherseite nach unten in den Frittierkorb legen. Die Rouladen müssen schubweise gegart werden.
7. 10 Minuten lang an der Luft braten. Die Steaks umdrehen und weitere 7 bis 10 Minuten garen, oder bis das Fleisch eine Innentemperatur von mindestens 150°F erreicht hat.
8. Vor dem Servieren die Rollen 10 Minuten lang ruhen lassen.

Nährwert (Menge pro Portion):

Kalorien: 378; Fett: 13g; Kohlenhydrate: 7g; Eiweiß: 56g

Schnell Rib Eye Steak

Vorbereitungszeit: 5 Minuten
Kochzeit: 15 Minuten
Reicht für: 4

Zutaten:

- Olivenöl
- 2 (8 Unzen) Rib-Eye-Steaks
- 1 Esslöffel Olivenöl
- 1 Teelöffel Knoblauchsalz
- Salz
- Frisch gemahlener schwarzer Pfeffer

Methode:

1. Einen Frittierkorb leicht mit Olivenöl einsprühen.
2. Beide Seiten der Steaks mit Olivenöl besprühen. Beide Seiten der Steaks mit Knoblauchsalz, Salz und Pfeffer bestreuen und so lange massieren, bis die Gewürze vom Fleisch gut aufgenommen werden.
3. Legen Sie die Steaks in einer einzigen Schicht in den Frittierkorb. Sie müssen die Steaks in zwei Chargen garen.
4. 6 Minuten lang an der Luft braten. Die Steaks umdrehen und weitere 5 bis 9 Minuten braten oder bis das Steak den gewünschten Gargrad erreicht hat. Das Steak sollte mindestens 125°F für rare, 135°F für medium rare, 145°F für medium und 150°F für medium well sein.
5. Guten Appetit.

Nährwert (Menge pro Portion):

Kalorien: 207; Fett: 13g; Kohlenhydrate: 0g; Eiweiß: 23g

Duftend Pork and Apple Skewers

Vorbereitungszeit: 15 Minuten
Kochzeit: 20 Minuten
Reicht für: 4

Zutaten:

Für die Glasur:

- ½ Tasse zuckerfreie Aprikosenkonfitüre
- 3 Esslöffel Zitronensaft
- 2 Esslöffel Dijon-Senf
- 2 Teelöffel getrockneter Rosmarin
- 1 Teelöffel Zitronenschale

Methode:

1. Aprikosenkonfitüre, Zitronensaft, Dijon-Senf, Rosmarin und Zitronenschale in einer kleinen Schüssel verquirlen. Beiseite stellen.

Für die Spieße:

- Olivenöl
- 2 Gala-Äpfel, entkernt und in Spalten geschnitten
- 1 Pfund Schweinefilet, in 1-Zoll-Stücke geschnitten
- Salz
- Frisch gemahlener schwarzer Pfeffer

Methode:

1. Einen Frittierkorb leicht mit Olivenöl einsprühen.
2. Jede Apfelspalte quer halbieren und in kleine Stücke schneiden.
3. Wenn Sie Holzspieße verwenden möchten, weichen Sie diese vor der Verwendung mindestens 30 Minuten lang in Wasser ein.
4. Das Schweinefleisch und die Äpfel abwechselnd auf die Spieße stecken. Alles mit Olivenöl beträufeln und mit Salz und Pfeffer bestreuen.
5. Legen Sie die Spieße in einer einzigen Lage in den Frittierkorb. Möglicherweise müssen Sie die Spieße schubweise garen.
6. 10 Minuten an der Luft braten. Die Glasur großzügig auf die Spieße streichen. Warm servieren.

7. Die Temperatur auf 370°F erhöhen und 5 Minuten lang an der Luft braten. Die Spieße umdrehen, erneut mit der Glasur begießen und weitere 3 bis 5 Minuten braten, oder bis das Schweinefleisch eine Innentemperatur von mindestens 145°F erreicht hat.

Nährwert (Menge pro Portion):

Kalorien: 200; Fett: 3g; Kohlenhydrate: 25g; Eiweiß: 24g

Fuss-Free Mesquite Pork Medallions

Vorbereitungszeit: 10 Minuten
Kochzeit: 20 Minuten
Reicht für: 5

Zutaten:

- 2 Teelöffel Olivenöl, plus mehr zum Besprühen
- 1 Pfund Schweinefilet ohne Knochen
- 2 Esslöffel Mesquite-Gewürz

Methode:

1. Einen Frittierkorb leicht mit Olivenöl einsprühen.
2. Das Schweinefleisch mit einem Papiertuch trocken tupfen. In 10 (½-Zoll) Medaillons schneiden.
3. Das Schweinefleisch in einer mittelgroßen Schüssel mit dem Mesquite-Gewürz würzen und mit dem Olivenöl bestreichen.
4. Legen Sie das Schweinefleisch in einer einzigen Schicht in den Frittierkorb, wobei Sie zwischen den einzelnen Medaillons Platz lassen sollten, damit sie sich während des Garvorgangs nicht berühren. Die Medaillons müssen schubweise gegart werden.
5. 10 Minuten an der Luft braten. Das Schweinefleisch umdrehen und mit Olivenöl beträufeln. Weitere 7 bis 10 Minuten garen, oder bis das Schweinefleisch eine Innentemperatur von mindestens 145°F erreicht hat.

Nährwert (Menge pro Portion):

Kalorien: 124; Fett: 4g; Kohlenhydrate: 3g; Eiweiß: 19g

Knusprig Breaded Pork Cutlets

Vorbereitungszeit: 15 Minuten
Kochzeit: 15 Minuten
Reicht für: 4

Zutaten:

- Olivenöl
- ½ Tasse Vollkorn-Panko-Brotkrumen
- ½ Teelöffel Knoblauchpulver
- 2 Eier, verquirlt
- 4 (1-Zoll) entbeinte Schweinekoteletts, ohne Fett
- Salz
- Frisch gemahlener schwarzer Pfeffer

Methode:

1. Einen Frittierkorb leicht mit Olivenöl einsprühen.
2. Die Pankobrösel und das Knoblauchpulver in einer flachen Schüssel vermischen.
3. In einer anderen flachen Schüssel die Eier mit 1 Teelöffel Wasser verquirlen.
4. Die Schweinekoteletts zwischen zwei Blätter Pergamentpapier oder Plastikfolie legen. Die Schweinekoteletts mit einem Fleischklopfer oder einem Nudelholz klopfen, bis sie ¼ Zoll dick sind. Mit Salz und Pfeffer bestreuen.
5. Das Schweinefleisch in der Eimischung wenden und schütteln, um den Überschuss zu entfernen, dann in der Paniermehlmischung wenden.
6. Das Schweinefleisch in einer einzigen Lage in den Frittierkorb legen. Die Schweinekoteletts leicht mit Olivenöl besprühen. Die Koteletts müssen schubweise gebraten werden.
7. 8 Minuten an der Luft braten. Die Schweineschnitzel wenden und mit Olivenöl beträufeln. Weitere 4 bis 7 Minuten garen, oder bis das Schweinefleisch eine Innentemperatur von mindestens 145°F erreicht.
8. Warm servieren.

Nährwert (Menge pro Portion):

Kalorien: 212; Fett: 8g; Kohlenhydrate: 8g; Eiweiß: 26g

Reichhaltig Chili-Lime Pork Loin

Vorbereitungszeit: 10 Minuten, plus 1 Stunde zum Marinieren
Kochzeit: 30 Minuten
Reicht für: 4

Zutaten:

- 1 Esslöffel Limettensaft
- 1 Esslöffel Olivenöl, plus mehr zum Besprühen
- ½ Esslöffel Sojasauce
- ½ Esslöffel Chilipulver
- ¼ Esslöffel gehackter Knoblauch
- 1 Pfund Schweinefilet ohne Knochen

Methode:

1. Limettensaft, Olivenöl, Sojasauce, Chilipulver und Knoblauch in einen großen Plastikbeutel mit Reißverschluss geben und gut vermischen. Das Schweinefleisch hinzufügen, verschließen und für mindestens 1 Stunde oder über Nacht in den Kühlschrank stellen.
2. Einen Frittierkorb leicht mit Olivenöl einsprühen.
3. Schütteln Sie das Schweinefleisch, um überschüssige Marinade zu entfernen, und legen Sie es in den Frittierkorb.
4. 15 Minuten lang an der Luft braten. Das Filet umdrehen und weitere 5 Minuten garen, oder bis das Schweinefleisch eine Innentemperatur von mindestens 145°F erreicht hat. Bei Bedarf in 2- bis 3-minütigen Intervallen weitergaren, oder bis es die richtige Temperatur erreicht hat.
5. Vor dem Aufschneiden in Scheiben und dem Servieren das Filet 10 Minuten ruhen lassen.

Nährwert (Menge pro Portion):

Kalorien: 155; Fett: 6g; Kohlenhydrate: 1g; Eiweiß: 23g

Sweet and Hot Pork Chops

Vorbereitungszeit: 10 Minuten
Kochzeit: 15 Minuten
Reicht für: 4

Zutaten:

- 1 Esslöffel Olivenöl, plus mehr zum Besprühen
- 3 Esslöffel brauner Zucker
- ½ Teelöffel Cayennepfeffer
- ½ Teelöffel Knoblauchpulver
- ½ Teelöffel Salz
- ¼ Teelöffel frisch gemahlener schwarzer Pfeffer
- 4 dünne Schweinekoteletts ohne Knochen, von überschüssigem Fett befreit

Methode:

1. Einen Frittierkorb leicht mit Olivenöl einsprühen.
2. Braunen Zucker, 1 Esslöffel Olivenöl, Cayennepfeffer, Knoblauchpulver, Salz und schwarzen Pfeffer in einer kleinen Schüssel verrühren.
3. Jedes Kotelett in einer Lage mit der Marinade bestreichen, überschüssige Flüssigkeit abschütteln und in den Frittierkorb legen. Die Koteletts müssen schubweise gegart werden.
4. 7 Minuten lang an der Luft braten. Die Schweinekoteletts umdrehen und mit mehr Marinade bestreichen. Weitere 5 bis 8 Minuten garen, oder bis die Koteletts eine Innentemperatur von 145°F erreichen.
5. Sofort servieren.

Nährwert (Menge pro Portion):

Kalorien: 188; Fett: 8g; Kohlenhydrate: 10g; Eiweiß: 23g

Authentisch Breaded Italian Pork Chops

Vorbereitungszeit: 10 Minuten
Kochzeit: 15 Minuten
Reicht für: 4

Zutaten:

- Olivenöl
- 2 Eier, verquirlt
- ¼ Tasse Vollkornbrotkrümel
- 1 Umschlag pikante italienische Dressing-Mischung
- 4 dünne Schweinekoteletts ohne Knochen, von überschüssigem Fett befreit
- Salz
- Frisch gemahlener schwarzer Pfeffer

Methode:

1. Einen Frittierkorb leicht mit Olivenöl einsprühen.
2. Die Eier in eine flache Schüssel geben.
3. In einer separaten flachen Schüssel die Semmelbrösel und die italienische Dressingmischung vermischen.
4. Die Schweinekoteletts mit Salz und Pfeffer bestreuen. Die Schweinekoteletts mit dem Ei bestreichen und das überschüssige Ei abschütteln. Dann in der Paniermehlmischung wälzen.
5. Die Schweinekoteletts in einer Lage in den Frittierkorb legen und mit Olivenöl beträufeln. Die Koteletts müssen schubweise gebraten werden.
6. 7 Minuten lang an der Luft braten. Die Schweinekoteletts umdrehen, leicht mit Olivenöl besprühen und weitere 5 bis 8 Minuten braten, oder bis sie eine Innentemperatur von mindestens 145°F erreicht haben. Sofort servieren.

Nährwert (Menge pro Portion):

Kalorien: 194; Fett: 7g; Kohlenhydrate: 6g; Eiweiß: 27g

Pork and Gingery Meatball Bowl

Vorbereitungszeit: 15 Minuten
Kochzeit: 15 Minuten
Reicht für: 4

Zutaten:

- Olivenöl
- 2 Pfund mageres Schweinehackfleisch
- 2 Eier, verquirlt
- 1 Tasse Vollkorn-Panko-Brotkrumen
- 1 grüne Zwiebel, in dünne Scheiben geschnitten
- 2 Teelöffel Sojasauce
- 2 Teelöffel gehackter Knoblauch
- ½ Teelöffel gemahlener Ingwer
- 2 Tassen gekochte Reisnudeln (nach Packungsanweisung gekocht)
- 1 Tasse geschälte und geraspelte Möhren
- 1 Tasse geschälte und in dünne Scheiben geschnittene Gurke
- 1 Tasse leichtes asiatisches Sesam-Dressing

Methode:

1. Einen Frittierkorb leicht mit Olivenöl einsprühen.
2. Schweinefleisch, Eier, Semmelbrösel, grüne Zwiebeln, Sojasauce, Knoblauch und Ingwer in einer großen Schüssel vermengen.
3. Mit einem kleinen Keksausstecher 24 Frikadellen formen.
4. Die Fleischbällchen in einer einzigen Schicht in den Frittierkorb legen. Die Frikadellen leicht mit Olivenöl besprühen. Möglicherweise müssen Sie die Frikadellen schubweise zubereiten.
5. 10 bis 15 Minuten lang an der Luft braten, oder bis die Fleischbällchen eine Innentemperatur von mindestens 145°F erreicht haben. In der Zwischenzeit den Korb alle 5 Minuten schütteln, damit die Bällchen durchgaren.
6. Zum Anrichten der Schüsseln ½ Tasse Reisnudeln, ¼ Tasse Karotten und ¼ Tasse Gurken in 4 Schüsseln geben. Jede Schüssel mit ¼ Tasse Sesamdressing beträufeln und 6 Fleischbällchen darauf geben. Sofort servieren.

Nährwert (Menge pro Portion):

Kalorien: 642; Fett: 21g; Kohlenhydrate: 59g; Eiweiß: 56g

Authentisch Hawaiian Pork Sliders

Vorbereitungszeit: 15 Minuten
Kochzeit: 15 Minuten
Reicht für: 4

Zutaten:

- Olivenöl
- ½ Tasse zerdrückte Ananas, abgetropft
- 1 Pfund mageres Schweinehackfleisch
- 1 Teelöffel Worcestershire-Sauce
- ½ Teelöffel Knoblauchpulver
- ½ Teelöffel Salz
- ½ Teelöffel frisch gemahlener schwarzer Pfeffer
- Eine Prise Cayennepfeffer
- 8 Vollkorn-Slider-Brötchen

Methode:

1. Einen Frittierkorb leicht mit Olivenöl einsprühen.
2. Ananas, Schweinefleisch, Worcestershire-Sauce, Knoblauchpulver, Salz und Pfeffer in einer großen Schüssel vermischen.
3. Aus der Masse 8 Patties formen.
4. Die Patties in einer Lage in den Frittierkorb legen und mit Olivenöl beträufeln. Die Patties müssen schubweise gebraten werden.
5. 7 Minuten lang an der Luft braten. Die Frikadellen umdrehen, leicht mit Olivenöl besprühen und weitere 5 bis 8 Minuten braten, oder bis die Frikadellen eine Innentemperatur von mindestens 145°F erreicht haben.
6. Die gegarten Patties auf die Brötchen legen und warm servieren.

Nährwert (Menge pro Portion):

Kalorien: 361; Fett: 8g; Kohlenhydrate: 42g; Eiweiß: 32g

Kapitel 5: Schlanke und Grüne Meeresfrüchte

Authentisch Maryland-Style Crab Cakes

Vorbereitungszeit: 40 Minuten
Kochzeit: 15 Minuten
Reicht für: 6

Zutaten:

- 4 (6-Unzen) Dosen Krebsfleisch, abgetropft
- 1 Tasse Vollkorn-Panko-Brotkrumen
- 1 Tasse gehackte frische Petersilie
- 4 Knoblauchzehen, gehackt
- 4 Teelöffel Dijon-Senf
- 2 Teelöffel Old Bay-Gewürz
- 2 große Eier, verquirlt
- Olivenöl

Methode:

1. Krabbenfleisch, Panko-Brotkrumen, Petersilie, Knoblauch, Dijon-Senf und Old Bay-Gewürz in einer großen Schüssel vermengen. Die Eier hinzufügen und alles gut verrühren. Die Schüssel verschließen und für mindestens 30 Minuten in den Kühlschrank stellen.
2. Einen Frittierkorb leicht mit Olivenöl einsprühen.
3. Die Masse gleichmäßig zu 12 Krabbenküchlein formen.
4. Die Krabbenküchlein im Frittierkorb in einer einzigen Schicht anordnen. Die Oberseiten leicht mit Olivenöl besprühen. Die Krabben müssen schubweise gegart werden.
5. 6 bis 8 Minuten an der Luft braten. Die Krabbenküchlein umdrehen, leicht mit Olivenöl beträufeln und weitere 4 bis 7 Minuten braten, bis sie goldbraun sind.

Nährwert (Menge pro Portion):

Kalorien: 107; Fett: 2g; Kohlenhydrate: 11g; Eiweiß: 11g

Zesty Garlicy Scallops

Vorbereitungszeit: 10 Minuten
Kochzeit: 15 Minuten
Reicht für: 4

Zutaten:

- 2 Teelöffel Olivenöl, plus mehr zum Besprühen
- 1 Päckchen Trockenmischung für pikantes italienisches Dressing
- 1 Teelöffel gehackter Knoblauch
- 16 Unzen kleine Jakobsmuscheln, aufgetaut, trocken getupft

Methode:

1. Einen Frittierkorb leicht mit Olivenöl beträufeln.
2. Mischen Sie das Olivenöl, das italienische Dressing und den Knoblauch in einem großen Plastikbeutel mit Reißverschluss.
3. Die Jakobsmuscheln hineingeben und den Zip-Top-Beutel verschließen. Dann die Jakobsmuscheln in die Gewürzmischung tauchen, bis sie vollständig bedeckt sind.
4. Die Jakobsmuscheln in den Frittierkorb legen und leicht mit Olivenöl besprühen.
5. 5 Minuten an der Luft braten, den Korb schütteln und weitere 5 bis 10 Minuten garen, oder bis die Jakobsmuscheln eine Innentemperatur von 120°F erreicht haben.
6. Heiß servieren.

Nährwert (Menge pro Portion):

Kalorien: 131; Fett: 3g; Kohlenhydrate: 5g; Eiweiß: 19g

Authentisch Spanish Garlic Shrimp

Vorbereitungszeit: 10 Minuten
Kochzeit: 15 Minuten
Reicht für: 4

Zutaten:

- 2 Teelöffel Olivenöl plus mehr zum Besprühen
- 2 Teelöffel gehackter Knoblauch
- 2 Teelöffel Zitronensaft
- ½ bis 1 Teelöffel zerstoßener roter Pfeffer
- 12 Unzen mittelgroße gekochte Garnelen, aufgetaut und entdarmt, mit Schwänzen

Methode:

1. Einen Frittierkorb leicht mit Olivenöl beträufeln.
2. Knoblauch, Zitronensaft, 2 Teelöffel Olivenöl und zerstoßenen roten Pfeffer in einer mittelgroßen Schüssel zu einer Marinade verrühren.
3. Die Garnelen hineingeben und durch Schwenken mit der Marinade bedecken. Mit Plastikfolie abdecken und die Schüssel für mindestens 30 Minuten in den Kühlschrank stellen.
4. Die Garnelen in den Frittierkorb legen. 5 Minuten lang an der Luft frittieren. Den Korb schütteln und weitere 5 bis 10 Minuten garen, oder bis die Garnelen durchgebraten und fein gebräunt sind.

Nährwert (Menge pro Portion):

Kalorien: 100; Fett: 3g; Kohlenhydrate: 1g; Eiweiß: 17g

Geschmacksintensiv Blackened Shrimp Tacos

Vorbereitungszeit: 10 Minuten
Kochzeit: 15 Minuten
Reicht für: 4

Zutaten:

- 1 Teelöffel Olivenöl, plus mehr zum Besprühen
- 12 Unzen mittelgroße Garnelen, entdarmt, ohne Schwänze
- 1 bis 2 Teelöffel geschwärztes Gewürz
- 8 Maistortillas, erwärmt
- 1 (14-Unzen) Beutel Krautsalatmischung
- 2 Limetten, halbiert

Methode:

1. Einen Frittierkorb leicht mit Olivenöl einsprühen.
2. Die Garnelen auf einem Papiertuch abtropfen lassen, um überschüssiges Wasser zu entfernen.
3. Die Garnelen in einer mittelgroßen Schüssel mit 1 Teelöffel Olivenöl und dem Blackened-Gewürz vermischen.
4. Die Garnelen in den Frittierkorb legen und 5 Minuten lang garen. Den Korb schütteln, leicht mit Olivenöl besprühen und weitere 5 bis 10 Minuten garen, oder bis die Garnelen durchgebraten sind und anfangen, braun zu werden.
5. Jede Tortilla mit der Krautsalatmischung füllen und die geschwärzten Garnelen darauf geben. Frischen Limettensaft darüber auspressen.
6. Guten Appetit.

Nährwert (Menge pro Portion): (2 Tacos)

Kalorien: 257; Fett: 4g; Kohlenhydrate: 33g; Eiweiß: 25g

Reichhaltig Chili-Lime Shrimp Bowl

Vorbereitungszeit: 10 Minuten
Kochzeit: 15 Minuten
Reicht für: 4

Zutaten:

- 1 Teelöffel Olivenöl, plus mehr zum Besprühen
- 2 Teelöffel Limettensaft
- 1 Teelöffel Honig
- 1 Teelöffel gehackter Knoblauch
- 1 Teelöffel Chilipulver
- Salz
- 12 Unzen mittelgroße gekochte Garnelen, aufgetaut, entdarmt, geschält
- 2 Tassen gekochter brauner Reis
- 1 (15-Unzen) Dose gewürzte schwarze Bohnen, erwärmt
- 1 große Avocado, gewürfelt
- 1 Tasse geschnittene Kirschtomaten

Methode:

1. Einen Frittierkorb leicht mit Olivenöl einsprühen.
2. Den Limettensaft, 1 Teelöffel Olivenöl, Honig, Knoblauch, Chilipulver und Salz in einer mittelgroßen Schüssel zu einer Marinade verrühren.
3. Die Garnelen hinzufügen und durchschwenken, um sie vollständig mit der Marinade zu bedecken.
4. Die Garnelen in den Frittierkorb legen und 5 Minuten lang an der Luft frittieren. Den Korb schütteln und weitere 5 bis 10 Minuten garen, oder bis die Garnelen durchgebraten sind und anfangen, braun zu werden.
5. Zum Anrichten der Schüsseln jeweils ¼ des Reises, der schwarzen Bohnen, der Avocado und der Kirschtomaten in jede der vier Schüsseln löffeln. Die Shrimps darauf geben und warm servieren.

Nährwert (Menge pro Portion):

Kalorien: 412; Fett: 11g; Kohlenhydrate: 49g; Eiweiß: 31g

Zähflüssig Seasoned Breaded Shrimp

Vorbereitungszeit: 15 Minuten
Kochzeit: 15 Minuten
Reicht für: 4

Zutaten:

- Olivenöl
- 2 Teelöffel Old Bay-Gewürz, aufgeteilt
- ½ Teelöffel Knoblauchpulver
- ½ Teelöffel Zwiebelpulver
- 1 Pfund große Garnelen, entdarmt, mit Schwänzen
- 2 große Eier
- ½ Tasse Vollkorn-Panko-Brotkrumen

Methode:

1. Einen Frittierkorb leicht mit Olivenöl einsprühen.
2. In einer mittelgroßen Schüssel 1 Teelöffel Old Bay-Gewürz, Knoblauchpulver und Zwiebelpulver mischen. Die Garnelen hinzufügen und mit der Gewürzmischung schwenken, um sie leicht zu überziehen.
3. In einer separaten kleinen Schüssel die Eier mit 1 Teelöffel Wasser verquirlen.
4. Den restlichen 1 Teelöffel Old Bay-Gewürz und die Panko-Brotkrumen in einer flachen Schüssel vermischen.
5. Jede Garnele in die Eimischung tauchen und in der Brotkrumenmischung wälzen, um sie vollständig zu bedecken.
6. Die Garnelen im Frittierkorb in einer einzigen Schicht anordnen. Sprühen Sie die Garnelen leicht mit Öl ein. Sie müssen die Garnelen schubweise garen.
7. Etwa 10 bis 15 Minuten an der Luft frittieren oder bis die Garnelen durchgebraten und knusprig sind. Den Korb in Abständen von 5 Minuten schütteln, um die Garnelen umzuverteilen und gleichmäßig zu garen.
8. Sofort servieren.

Nährwert (Menge pro Portion):

Kalorien: 183; Fett: 4g; Kohlenhydrate: 8g; Eiweiß: 28g

Lecker Country Shrimp "Boil"

Vorbereitungszeit: 10 Minuten
Kochzeit: 20 Minuten
Reicht für: 4

Zutaten:

- 2 Esslöffel Olivenöl, plus mehr zum Besprühen
- 1 Pfund große Garnelen, entdarmt, Schwanz dran
- 1 Pfund geräucherte Truthahnwurst, in dicke Scheiben geschnitten
- 2 Maiskolben, geviertelt
- 1 Zucchini, in mundgerechte Stücke geschnitten
- 1 rote Paprika, in Würfel geschnitten
- 1 Esslöffel Old Bay-Gewürz

Methode:

1. Besprühen Sie den Frittierkorb leicht mit Olivenöl.
2. Garnelen, Putenwurst, Mais, Zucchini, Paprika und Old Bay-Gewürz in einer großen Schüssel mischen und durchschwenken, um die Gewürze gleichmäßig zu verteilen. Dann die 2 Esslöffel Olivenöl hinzugeben und erneut schwenken, bis alles bedeckt ist.
3. Legen Sie die Mischung in einer einzigen Schicht in den Frittierkorb. Möglicherweise müssen Sie schubweise garen.
4. Etwa 15 bis 20 Minuten oder bis zum Durchgaren an der Luft braten. Dann den Korb alle 5 Minuten schütteln. Sofort servieren.

Nährwert (Menge pro Portion):

Kalorien: 436; Fett: 22g; Kohlenhydrate: 23g; Eiweiß: 42g

Hot Orange Shrimp

Vorbereitungszeit: 40 Minuten
Kochzeit: 15 Minuten
Reicht für: 4

Zutaten:

- Olivenöl
- ⅓ Tasse Orangensaft
- 3 Teelöffel gehackter Knoblauch
- 1 Teelöffel Old Bay-Gewürz
- ¼ bis ½ Teelöffel Cayennepfeffer
- 1 Pfund mittelgroße Garnelen, aufgetaut, entdarmt, geschält, ohne Schwänze

Methode:

1. Einen Frittierkorb leicht mit Olivenöl beträufeln.
2. Orangensaft, Knoblauch, Old Bay-Gewürz und Cayennepfeffer in einer mittelgroßen Schüssel fein pürieren.
3. Die Garnelen auf Papiertüchern abtropfen lassen, um überschüssiges Wasser zu entfernen.
4. Die Garnelen in die Marinade geben und umrühren, damit sie vollständig bedeckt sind. Mit Plastikfolie abdecken und für mindestens 30 Minuten in den Kühlschrank stellen, damit die Garnelen die Marinade aufsaugen können.
5. Die Garnelen in den Frittierkorb legen und 5 Minuten lang an der Luft frittieren. Den Korb schütteln und leicht mit Olivenöl beträufeln. Weitere 5 bis 10 Minuten garen, oder bis die Garnelen undurchsichtig und knusprig sind.
6. Guten Appetit.

Nährwert (Menge pro Portion):

Kalorien: 146; Fett: 2g; Kohlenhydrate: 3g; Eiweiß: 28g

Hausgemachte Seafood Spring Rolls

Vorbereitungszeit: 10 Minuten
Kochzeit: 22 Minuten
Reicht für: 4

Zutaten:

- Olivenöl
- 2 Teelöffel gehackter Knoblauch
- 2 Tassen fein geschnittenes Kraut
- 1 Tasse in Stifte geschnittene Möhren
- 2 (4-Unzen) Dosen kleine Garnelen, abgetropft
- 4 Teelöffel Sojasauce
- Salz
- Frisch gemahlener schwarzer Pfeffer
- 16 quadratische Frühlingsrollenhüllen

Methode:

1. Einen Frittierkorb leicht mit Olivenöl beträufeln. Eine mittelgroße Sautierpfanne mit Olivenöl beträufeln.
2. Den Knoblauch in die Sauteuse geben und bei mittlerer Hitze 30 bis 45 Sekunden lang anbraten, bis er duftet. Den Kohl und die Karotten hinzufügen und etwa 5 Minuten sautieren, bis das Gemüse leicht weich ist.
3. Die Garnelen und die Sojasauce hinzufügen und mit Salz und Pfeffer bestreuen, dann umrühren, bis alles gut vermischt ist. Noch etwa 2 Minuten sautieren oder bis die Feuchtigkeit verdampft ist. Beiseite stellen und abkühlen lassen.
4. Legen Sie einen Frühlingsrollenwickel rautenförmig auf eine Arbeitsfläche. 1 Esslöffel der Krabbenmischung auf das untere Ende des Wraps geben.
5. Rollen Sie das Papier zur Hälfte von sich weg und falten Sie dann die rechte und linke Seite wie einen Umschlag ein. Rollen Sie das Papier bis zum Ende auf und versiegeln Sie den Rand, indem Sie etwas Wasser auf Ihren Finger geben. Wiederholen Sie den Vorgang mit den restlichen Wrappern und der Füllung.
6. Die Frühlingsrollen in einer einzigen Lage in den Frittierkorb legen, dabei zwischen den einzelnen Rollen Platz lassen, falls sie sich beim Garen miteinander verbinden. Leicht mit Olivenöl beträufeln. Die Rollen müssen schubweise gegart werden.

7. 5 Minuten lang an der Luft braten. Die Brötchen umdrehen, leicht mit Olivenöl besprühen und weitere 5 bis 10 Minuten backen, bis sie durchgebraten sind und die Brötchen anfangen, braun zu werden. Warm servieren.

Nährwert (Menge pro Portion):

Kalorien: 159; Fett: 1g; Kohlenhydrate: 24g; Eiweiß: 14g

Lemon Garlicy Tilapia

Vorbereitungszeit: 10 Minuten
Kochzeit: 15 Minuten
Reicht für: 4

Zutaten:

- 1 Esslöffel Zitronensaft
- 1 Esslöffel Olivenöl
- 1 Teelöffel gehackter Knoblauch
- ½ Teelöffel Chilipulver
- 4 (5 bis 6 Unzen) Tilapia-Filets

Methode:

1. Bereiten Sie einen Frittierkorb mit perforierter Fritteuseneinlage vor.
2. Zitronensaft, Olivenöl, Knoblauch und Chilipulver in einer großen, flachen Schüssel zu einer Marinade verrühren. Die Tilapia-Filets in die Schüssel geben und vollständig bedecken.
3. Legen Sie die Filets in einer einzigen Lage in den Korb und lassen Sie zwischen den einzelnen Filets Platz, damit sie sich beim Garen nicht berühren. Sie müssen in mehr als einer Charge kochen.
4. 10 bis 15 Minuten an der Luft braten, oder bis der Fisch gar ist und sich mit einer Gabel leicht lösen lässt.
5. Guten Appetit.

Nährwert (Menge pro Portion):

Kalorien: 169; Fett: 6g; Kohlenhydrate: 1g; Eiweiß: 29g

Pikant Cajun Fish Tacos

Vorbereitungszeit: 10 Minuten
Kochzeit: 15 Minuten
Reicht für: 6

Zutaten:

- 2 Teelöffel Avocadoöl
- 1 Esslöffel Cajun-Gewürz
- 4 (5 bis 6 Unzen) Tilapia-Filets
- 1 (14-Unzen) Paket Krautsalatmischung
- 12 Maistortillas
- 2 Limetten, in Spalten geschnitten

Methode:

1. Bereiten Sie einen Frittierkorb mit einer perforierten Friteusenauskleidung vor.
2. Das Avocadoöl und das Cajun-Gewürz in einer mittelgroßen, flachen Schüssel zu einer Marinade verrühren. Die Tilapia-Filets hineingeben und vollständig bedecken.
3. Legen Sie die Filets in einer einzigen Lage in den Korb und lassen Sie zwischen den einzelnen Filets Platz, damit sie sich beim Garen nicht berühren. Sie müssen schubweise garen.
4. Etwa 10 bis 15 Minuten an der Luft braten, oder bis der Fisch gar ist und sich mit einer Gabel leicht lösen lässt.
5. Etwas von der Krautsalatmischung in jede Tortilla geben, um die Tacos zusammenzustellen. Auf jede Tortilla ein ⅓ eines Tilapia-Filets geben. Etwas Limettensaft über die Tacos träufeln und sofort servieren.

Nährwert (Menge pro Portion):

Kalorien: 242; Fett: 5g; Kohlenhydrate: 30g; Eiweiß: 23g

Schnell Homemade Fish Sticks

Vorbereitungszeit: 15 Minuten
Kochzeit: 15 Minuten
Reicht für: 4

Zutaten:

- Olivenöl
- 4 Fischfilets (Kabeljau, Tilapia oder Seelachs)
- ½ Tasse Vollkornmehl
- 1 Teelöffel Gewürzsalz
- 2 Eier
- 1½ Tassen Vollkorn-Panko-Brotkrumen
- ½ Esslöffel getrocknete Petersilienflocken

Methode:

1. Einen Frittierkorb leicht mit Olivenöl beträufeln.
2. Die Fischfilets der Länge nach in "Sticks" schneiden.
3. Weizenvollkornmehl und Gewürzsalz in einer flachen Schüssel mischen.
4. Die Eier mit 1 Teelöffel Wasser in einer kleinen Schüssel verquirlen.
5. In einer anderen flachen Schüssel die Pankobrösel und die Petersilienflocken mischen.
6. Jedes Fischstäbchen in gewürztem Mehl, dann in der Eiermischung und schließlich in den Panko-Brotkrümeln wälzen.
7. Legen Sie die Fischstäbchen in einer einzigen Schicht in den Frittierkorb und besprühen Sie sie leicht mit Olivenöl. Die Fischstäbchen müssen schubweise gegart werden.
8. 5 bis 8 Minuten an der Luft braten. Die Fischstäbchen umdrehen und leicht mit dem Olivenöl besprühen. Weitere 5 bis 7 Minuten braten, bis sie goldbraun und knusprig sind.
9. Guten Appetit.

Nährwert (Menge pro Portion):

Kalorien: 302; Fett: 5g; Kohlenhydrate: 32g; Eiweiß: 33g

Fish and Crispy Chips

Vorbereitungszeit: 25 Minuten
Kochzeit: 35 Minuten
Reicht für: 4

Zutaten:

Für die Chips:

- 1 Esslöffel Olivenöl, plus mehr zum Besprühen
- 2 große rostrote Kartoffeln, geschrubbt
- 1 Teelöffel Salz
- ½ Teelöffel frisch gemahlener schwarzer Pfeffer

Methode:

1. Einen Frittierkorb leicht mit Olivenöl einsprühen.
2. Schneiden Sie die Kartoffeln der Länge nach in ½-Zoll-dicke Scheiben und dann mit einem Messer in ½-Zoll-dicke Pommes frites.
3. Öl, Salz und Pfeffer in einer großen Schüssel verrühren und die Kartoffeln darin wenden.
4. Legen Sie die Kartoffeln in einer einzigen Schicht in den Frittierkorb. Sie müssen sie schubweise garen.
5. 5 Minuten lang an der Luft braten. Dann den Korb schütteln und weitere 5 bis 10 Minuten garen, oder bis die Kartoffeln leicht gebräunt und knusprig sind. Beiseite stellen und warm halten.

Für den Fisch:

- Olivenöl
- 4 (4 Unzen) Kabeljaufilets
- 1½ Teelöffel Salz, aufgeteilt und mehr nach Bedarf
- 1½ Teelöffel schwarzer Pfeffer, aufgeteilt, plus mehr nach Bedarf½ Tasse Weizenvollkornmehl
- 2 Eier
- 1½ Tassen Vollkorn-Panko-Brotkrumen
- ¼ Teelöffel Cayennepfeffer

Methode:

1. Sprühen Sie den Frittierkorb leicht mit Olivenöl ein.

2. Die Filets mit Salz und schwarzem Pfeffer bestreuen.

3. Weizenvollkornmehl, ½ Teelöffel Salz und ½ Teelöffel schwarzen Pfeffer in einer flachen Schüssel vermischen.

4. In einer zweiten Schüssel die Eier, 1 Teelöffel Wasser und eine Prise Salz und Pfeffer verquirlen.

5. Die Pankobrösel zusammen mit Cayennepfeffer, dem restlichen 1 Teelöffel Salz und 1 Teelöffel schwarzem Pfeffer in einer anderen flachen Schüssel vermengen.

6. Jedes Filet in das gewürzte Mehl tauchen, um es gleichmäßig zu bedecken, dann mit dem Ei bestreichen und in der Panko-Brotkrumenmischung panieren.

7. Die Filets im Frittierkorb in einer einzigen Lage anordnen. Sprühen Sie den Fisch leicht mit Olivenöl ein. Möglicherweise müssen Sie sie schubweise braten.

8. 8 bis 10 Minuten an der Luft braten. Die Filets umdrehen und leicht mit Olivenöl beträufeln. Weitere 5 bis 10 Minuten braten, bis sie goldbraun und knusprig sind. Warm servieren.

Nährwert (Menge pro Portion):

Kalorien: 370; Fett: 6g; Kohlenhydrate: 66g; Eiweiß: 14g

Homemade Catfish Strips

Vorbereitungszeit: 1 Stunde 15 Minuten
Kochzeit: 20 Minuten
Reicht für: 4

Zutaten:

- 1 Tasse Buttermilch
- 5 Welsfilets, in 1½-Zoll-Streifen geschnitten
- Olivenöl
- 1 Tasse Maismehl
- 1 Esslöffel kreolisches, Cajun- oder Old Bay-Gewürz

Methode:

1. Eine flache Auflaufform mit der Buttermilch füllen. Den Wels in die Schüssel legen und mindestens 1 Stunde lang in den Kühlschrank stellen, damit der Fischgeschmack verschwindet.
2. Einen Frittierkorb leicht mit Olivenöl beträufeln.
3. Maismehl und kreolisches Gewürz in einer flachen Schüssel vermischen.
4. Überschüssige Buttermilch durch Abschütteln des Welses entfernen. Jeden Streifen in der Maismehlmischung anrichten und gleichmäßig bestreichen. Drücken Sie das Maismehl vorsichtig in den Wels, damit es besser haftet.
5. Die Streifen im Frittierkorb in einer einzigen Schicht anordnen. Sprühen Sie den Wels leicht mit Olivenöl ein. Sie müssen den Wels in mehr als einer Charge garen.
6. 8 Minuten lang an der Luft braten. Die Welsstreifen umdrehen und leicht mit Olivenöl beträufeln. Weitere 8 bis 10 Minuten braten, bis sie goldbraun und knusprig sind.
7. Guten Appetit.

Nährwert (Menge pro Portion):

Kalorien: 260; Fett: 4g; Kohlenhydrate: 26g; Eiweiß: 30g

Easy Tuna Patty Sliders

Vorbereitungszeit: 15 Minuten
Kochzeit: 15 Minuten
Reicht für: 4

Zutaten:

- Olivenöl
- 3 (5-Unzen) Dosen Thunfisch, in Wasser verpackt
- ⅔ Tasse Vollkorn-Panko-Brotkrumen
- ⅓ Tasse geriebener Parmesankäse
- 1 Esslöffel Sriracha
- ¾ Teelöffel schwarzer Pfeffer
- 10 Vollkorn-Slider-Brötchen

Methode:

1. Einen Frittierkorb leicht mit Olivenöl einsprühen.
2. Thunfisch, Semmelbrösel, Parmesankäse, Sriracha und schwarzen Pfeffer in einer mittelgroßen Schüssel verrühren.
3. Aus der Masse 10 Patties formen.
4. Die Patties im Frittierkorb in einer einzigen Schicht anordnen. Die Patties leicht mit Olivenöl einsprühen. Die Patties müssen in mehreren Durchgängen gebraten werden.
5. 6 bis 8 Minuten an der Luft braten. Die Frikadellen umdrehen und mit Olivenöl beträufeln. Weitere 4 bis 7 Minuten braten, bis sie goldbraun und knusprig sind. Warm servieren.

Nährwert (Menge pro Portion):

Kalorien: 401; Fett: 7g; Kohlenhydrate: 55g; Eiweiß: 30g

Reichhaltig marinierte Lachsfilets

Vorbereitungszeit: 10 Minuten, plus 1 Stunde zum Marinieren
Kochzeit: 20 Minuten
Reicht für: 4

Zutaten:

- 1 Esslöffel Olivenöl, plus mehr zum Besprühen
- ¼ Tasse Sojasauce
- ¼ Tasse Reisweinessig
- 1 Esslöffel brauner Zucker
- 1 Teelöffel Senfpulver
- 1 Teelöffel gemahlener Ingwer
- ½ Teelöffel frisch gemahlener schwarzer Pfeffer
- ½ Teelöffel gehackter Knoblauch
- 4 (6 Unzen) Lachsfilets, mit Haut

Methode:

1. Einen Frittierkorb leicht mit Olivenöl beträufeln.
2. Die Marinade zubereiten: Sojasauce, Reisweinessig, braunen Zucker, 1 Esslöffel Olivenöl, Senfpulver, Ingwer, schwarzen Pfeffer und Knoblauch in einer kleinen Schüssel vermischen.
3. Die Filets in eine flache Auflaufform legen und die Marinade darüber verteilen. Die Auflaufform abdecken, in den Kühlschrank stellen und mindestens 1 Stunde marinieren, dabei die Filets gelegentlich wenden, damit sie gleichmäßig mit der Marinade bedeckt bleiben.
4. Entfernen Sie die Marinade so weit wie möglich von den Filets und legen Sie sie mit der Hautseite nach unten in den Frittierkorb. Sie müssen die Filets schubweise garen.
5. Für mittelbraunen bis halbgaren Lachs 10 bis 15 Minuten an der Luft braten. Für gut durchgebratenen Lachs 15 bis 20 Minuten an der Luft braten. Die Mindest-Innentemperatur sollte an der dicksten Stelle des Filets 145°F betragen.
6. Sofort servieren.

Nährwert (Menge pro Portion):

Kalorien: 260; Fett: 10g; Kohlenhydrate: 5g; Eiweiß: 36g

Hausgemachte Cajun Salmon Burgers

Vorbereitungszeit: 40 Minuten
Kochzeit: 15 Minuten
Reicht für: 4

Zutaten:

- Olivenöl
- 4 (5-Unzen) Dosen rosa Lachs in Wasser, ohne Haut und Gräten, abgetropft
- 2 Eier, verquirlt
- 1 Tasse Vollkornbrotkrümel
- 4 Esslöffel leichte Mayonnaise
- 2 Teelöffel Cajun-Gewürz
- 2 Teelöffel trockener Senf
- 4 Vollkornbrötchen

Methode:

1. Einen Frittierkorb leicht mit Olivenöl beträufeln.
2. Lachs, Ei, Semmelbrösel, Mayonnaise, Cajun-Gewürz und trockenen Senf in einer mittelgroßen Schüssel mischen. Mit Plastikfolie abdecken und für mindestens 30 Minuten in den Kühlschrank stellen.
3. Aus der Masse vier ½-Zoll-dicke Patties formen, die etwa so groß sind wie die Brötchen.
4. Die Lachspastetchen in einer einzigen Schicht in den Frittierkorb legen und die Oberseite leicht mit Olivenöl besprühen. Die Lachspatties müssen schubweise gebraten werden.
5. 6 bis 8 Minuten an der Luft braten. Die Frikadellen umdrehen und mit Olivenöl beträufeln. Weitere 4 bis 7 Minuten braten, bis die Außenseite knusprig ist.
6. Auf Vollkornbrötchen servieren und sofort genießen.

Nährwert (Menge pro Portion):

Kalorien: 391; Fett: 12g; Kohlenhydrate: 39g; Eiweiß: 32g

Duftend Sesame-Glazed Salmon

Vorbereitungszeit: 1 Stunde 10 Minuten
Kochzeit: 16 Minuten
Reicht für: 4

Zutaten:

- 3 Esslöffel Sojasauce
- 1 Esslöffel Reiswein oder trockener Sherry
- 1 Esslöffel brauner Zucker
- 1 Esslöffel geröstetes Sesamöl
- 1 Teelöffel gehackter Knoblauch
- ¼ Teelöffel gehackter Ingwer
- 4 (6 Unzen) Lachsfilets, mit Haut
- Olivenöl
- ½ Esslöffel Sesamsamen

Methode:

1. Sojasauce, Reiswein, braunen Zucker, geröstetes Sesamöl, Knoblauch und Ingwer in einer kleinen Schüssel verrühren.
2. Den Lachs in eine flache Auflaufform legen und die Marinade über die Filets gießen. Abdecken und mindestens 1 Stunde in den Kühlschrank stellen, dabei die Filets gelegentlich wenden, damit sie gleichmäßig mit der Marinade bedeckt sind.
3. Einen Frittierkorb leicht mit Olivenöl einsprühen.
4. Durch Schütteln so viel Marinade wie möglich entfernen und die Filets mit der Hautseite nach unten in den Frittierkorb legen. Die Marinade aufbewahren. Die Filets müssen schubweise gegart werden.
5. 8 bis 10 Minuten an der Luft braten. Die Oberseite der Lachsfilets mit der reservierten Marinade bestreichen und mit Sesam bestreuen.
6. Die Temperatur der Fritteuse auf 400°F erhöhen und weitere 2 bis 5 Minuten für medium, 1 bis 3 Minuten für medium rare oder 4 bis 6 Minuten für well done garen. Sofort servieren.

Nährwert (Menge pro Portion):

Kalorien: 280; Fett: 11g; Kohlenhydrate: 8g; Eiweiß: 36g

Knusprig Salmon Patty Bites

Vorbereitungszeit: 15 Minuten
Kochzeit: 15 Minuten
Reicht für: 4

Zutaten:

- Olivenöl
- 4 (5-Unzen) Dosen rosa Lachs, ohne Haut, ohne Knochen in Wasser, abgetropft
- 2 Eier, verquirlt
- 1 Tasse Vollkorn-Panko-Brotkrumen
- 4 Esslöffel fein gehackte rote Paprika
- 2 Esslöffel Petersilienflocken
- 2 Teelöffel Old Bay-Gewürz

Methode:

1. Einen Frittierkorb leicht mit Olivenöl einsprühen.
2. In einer mittelgroßen Schüssel den Lachs, die Eier, die Pankobrösel, die rote Paprika, die Petersilienflocken und das Old Bay-Gewürz vermengen.
3. Die Masse mit einem kleinen Kekslöffel zu 20 Kugeln formen.
4. Die Lachshäppchen in einer einzigen Schicht in den Frittierkorb legen und mit Olivenöl beträufeln. Sie müssen schubweise gebraten werden.
5. 10 bis 15 Minuten oder bis sie knusprig sind, in der Luft braten. In der Zwischenzeit den Korb ein paar Mal schütteln, damit er gleichmäßig gart.
6. Sofort servieren.

Nährwert (Menge pro Portion):

Kalorien: 230; Fett: 6g; Kohlenhydrate: 15g; Eiweiß: 26g

Breaded Calamari Knusprig

Vorbereitungszeit: 15 Minuten
Kochzeit: 15 Minuten
Reicht für: 4

Zutaten:

- Olivenöl
- 1 Pfund frische Tintenfischtuben, abgespült und trocken getupft
- ½ Teelöffel Salz, plus mehr nach Bedarf
- ½ Teelöffel Pfeffer, plus mehr nach Bedarf
- 1 Tasse Weizenvollkornmehl
- 3 Eier
- 1 Tasse Vollkornbrotkrümel
- 2 Teelöffel getrocknete Petersilie

Methode:

1. Einen Frittierkorb leicht mit Olivenöl einsprühen.
2. Die Calamari in ¼-Zoll-Ringe schneiden. Sie mit Salz und schwarzem Pfeffer bestreuen.
3. Das Weizenvollkornmehl mit ½ Teelöffel Salz und ½ Teelöffel schwarzem Pfeffer in einer flachen Schüssel mischen.
4. Die Eier mit 1 Teelöffel Wasser in einer kleinen Schüssel verquirlen.
5. Die Semmelbrösel und die Petersilie in einer anderen flachen Schüssel mischen.
6. Die Calamari in der Mehlmischung, dann im Ei und schließlich in den Semmelbröseln panieren.
7. Die Calamari im Frittierkorb in einer einzigen Schicht anordnen. Sprühen Sie die Calamari leicht mit Olivenöl ein. Sie müssen die Calamari schubweise garen.
8. 10 bis 15 Minuten in der Luft frittieren, bis sie knusprig und leicht gebräunt sind. Währenddessen den Korb ein paar Mal schütteln, damit sich die Zutaten verteilen und gleichmäßig garen. Warm servieren.

Nährwert (Menge pro Portion):

Kalorien: 337; Fett: 6g; Kohlenhydrate: 40g; Eiweiß: 29g

Kapitel 6: Grünzeug und Beilagen

Knusprig Avocado Fries

Vorbereitungszeit: 20 Minuten
Kochzeit: 8 Minuten
Reicht für: 6

Zutaten:

- Olivenöl
- 4 leicht unreife Avocados, halbiert, entkernt
- 1½ Tassen Vollkorn-Panko-Brotkrumen
- ¾ Teelöffel frisch gemahlener schwarzer Pfeffer
- 1½ Teelöffel Paprika
- ¾ Teelöffel Salz
- 3 Eier

Methode:

1. Einen Frittierkorb leicht mit Olivenöl einsprühen.
2. Achten Sie darauf, die Schale von der Avocado zu entfernen und das Fruchtfleisch intakt zu lassen. Jede Avocadohälfte der Länge nach in 5 bis 6 Scheiben schneiden. Beiseite stellen.
3. Die Pankobrösel, den schwarzen Pfeffer, das Paprikapulver und das Salz in einer kleinen Schüssel miteinander vermischen.
4. Die Eier in einer separaten kleinen Schüssel verquirlen.
5. Jede Avocadoscheibe in das Ei und dann in die Panko-Mischung legen, dabei die Panko-Mischung vorsichtig in die Avocado drücken, damit sie festklebt.
6. Im Frittierkorb die Avocadoscheiben in einer einzigen Schicht anordnen. Leicht mit Olivenöl besprühen. Möglicherweise müssen Sie sie schubweise frittieren.
7. 3 bis 4 Minuten an der Luft braten. Die Scheiben umdrehen und leicht mit Olivenöl besprühen.
8. Weitere 3 bis 4 Minuten an der Luft braten, bis sie hellbraun und knusprig sind. Sofort servieren.

Nährwert (Menge pro Portion):

Kalorien: 300; Fett: 20g; Kohlenhydrate: 25g; Eiweiß: 9g

Hot Dill Pickle Fries

Vorbereitungszeit: 15 Minuten
Kochzeit: 15 Minuten
Reicht für: 4

Zutaten:

- Olivenöl
- 1 Tasse Weizenvollkornmehl
- 1 Teelöffel Paprika
- 1 Ei
- 1⅓ Tasse Vollkorn-Panko-Brotkrumen
- 1 (24-Unzen) Glas würzige Dillgurkenstangen

Methode:

1. Einen Frittierkorb leicht mit Olivenöl einsprühen.
2. Weizenvollkornmehl und Paprika in einer kleinen, flachen Schüssel mischen.
3. Das Ei in einer anderen kleinen, flachen Schüssel verquirlen.
4. In einer anderen kleinen Schüssel die Panko-Brotkrümel vermischen.
5. Die Gurkenstangen mit Papiertüchern abtupfen.
6. Jede Gurkenspalte in der Mehlmischung, dann im Ei und schließlich in den Panko-Bröseln wenden.
7. Im Frittierkorb die Gurkenstangen in einer einzigen Schicht anordnen, wobei zwischen den einzelnen Gurken etwas Platz bleiben sollte. Besprühen Sie die Gurken leicht mit Olivenöl. Möglicherweise müssen Sie sie schubweise garen.
8. 7 Minuten lang an der Luft braten. Die Gurken umdrehen und weitere 5 bis 8 Minuten braten, bis sie leicht gebräunt und knusprig sind. Sofort servieren.

Nährwert (Menge pro Portion):

Kalorien: 233; Fett: 2g; Kohlenhydrate: 45g; Eiweiß: 10g

Frisch Carrot Chips

Vorbereitungszeit: 15 Minuten
Kochzeit: 10 Minuten
Reicht für: 4

Zutaten:

- 1 Esslöffel Olivenöl plus mehr zum Besprühen
- 4 bis 5 mittelgroße Möhren, geputzt
- 1 Teelöffel Gewürzsalz

Methode:

1. Einen Frittierkorb leicht mit Olivenöl einsprühen.
2. Schneiden Sie die Karotten in sehr dünne Scheiben, indem Sie einen Mandolinenhobel auf die kleinste Stufe stellen oder ein scharfes Messer verwenden.
3. In einer mittelgroßen Schüssel die Karottenscheiben mit 1 Esslöffel Olivenöl und dem Gewürzsalz verrühren.
4. Legen Sie die Hälfte der Karotten in den Frittierkorb. Achten Sie darauf, den Korb nicht zu voll zu machen.
5. 5 Minuten lang an der Luft braten. Den Korb weitere 3 bis 5 Minuten schütteln und knusprig garen. Je länger Sie die Karottenscheiben garen, desto knuspriger werden sie. Seien Sie vorsichtig, falls kleinere Scheiben verbrennen.
6. Den Vorgang mit den restlichen Möhren wiederholen. Warm servieren.

Nährwert (Menge pro Portion):

Kalorien: 55; Fett: 4g; Kohlenhydrate: 6g; Eiweiß: 1g

Chili Corn on the Cob

Vorbereitungszeit: 10 Minuten
Kochzeit: 16 Minuten
Reicht für: 4

Zutaten:

- Olivenöl
- 2 Esslöffel geriebener Parmesankäse
- 1 Teelöffel Chilipulver
- 1 Teelöffel Knoblauchpulver
- 1 Teelöffel gemahlener Kreuzkümmel
- 1 Teelöffel Paprika
- 1 Teelöffel Salz
- ¼ Teelöffel Cayennepfeffer, wahlweise
- 4 Ähren frischer Mais, enthülst

Methode:

1. Einen Frittierkorb leicht mit Olivenöl einsprühen.
2. Parmesankäse, Chilipulver, Knoblauchpulver, Kreuzkümmel, Paprika, Salz und Cayennepfeffer in einer kleinen Schüssel vermengen.
3. Die Maiskolben leicht mit Olivenöl besprühen. Mit der Gewürzmischung würzen.
4. Legen Sie die Maiskolben in einer einzigen Lage in den Frittierkorb. Möglicherweise müssen Sie sie in mehreren Schichten garen.
5. 7 Minuten lang an der Luft braten. Den Mais umdrehen und weitere 7 bis 9 Minuten frittieren, oder bis er leicht gebräunt ist.

Nährwert (Menge pro Portion):

Kalorien: 116; Fett: 2g; Kohlenhydrate: 23g; Eiweiß: 5g

Bohnenkraut Bacon Roasted Brussels Sprouts

Vorbereitungszeit: 10 Minuten
Kochzeit: 10 Minuten
Reicht für: 4

Zutaten:

- Olivenöl
- 16 Unzen frischer Rosenkohl, geputzt und halbiert
- 1 Esslöffel zerkleinerter gekochter Speck
- 2 Teelöffel Balsamico-Essig
- 1 Teelöffel Olivenöl
- 1 Teelöffel Salz
- 1 Teelöffel Pfeffer

Methode:

1. Einen Frittierkorb leicht mit Olivenöl einsprühen.
2. Den Rosenkohl zusammen mit dem zerbröckelten Speck, Balsamico-Essig, Olivenöl, Salz und Pfeffer in einer mittelgroßen Schüssel vermengen.
3. Die Sprossen in den Frittierkorb legen. 5 Minuten lang an der Luft frittieren. Den Korb schütteln und leicht mit dem Olivenöl besprühen. Weitere 3 bis 5 Minuten garen, bis die Sprossen gabelzart und leicht gebräunt sind.
4. Guten Appetit.

Nährwert (Menge pro Portion):

Kalorien: 72; Fett: 2g; Kohlenhydrate: 11g; Eiweiß: 5g

Cheese Roasted Tomatoes

Vorbereitungszeit: 10 Minuten
Kochzeit: 6 Minuten
Reicht für: 4

Zutaten:

- Olivenöl
- 4 Roma-Tomaten, in ½-Zoll-Scheiben geschnitten
- Salz
- ½ Tasse zerkleinerter Mozzarella-Käse
- ¼ Tasse geriebener Parmesankäse
- Frisch gemahlener schwarzer Pfeffer
- Petersilienflocken

Methode:

1. Einen Frittierkorb leicht mit Olivenöl einsprühen.
2. Die Tomatenscheiben leicht mit Salz bestreuen und würzen.
3. Legen Sie die Tomatenscheiben in einer einzigen Schicht in den Frittierkorb. Möglicherweise müssen Sie sie schubweise garen.
4. Jede Tomatenscheibe mit 1 Teelöffel Mozzarellakäse belegen. Den Mozzarellakäse auf jeder Tomatenscheibe mit ½ Teelöffel geriebenem Parmesankäse belegen.
5. Den Käse mit schwarzem Pfeffer und Petersilienflocken bestreuen.
6. Etwa 5 bis 6 Minuten an der Luft braten, bis der Käse geschmolzen, sprudelnd und leicht gebräunt ist. Heiß servieren.

Nährwert (Menge pro Portion):

Kalorien: 100; Fett: 5g; Kohlenhydrate: 8g; Eiweiß: 7g

Rich Breaded Bell Pepper Strips

Vorbereitungszeit: 15 Minuten
Kochzeit: 7 Minuten
Reicht für: 4

Zutaten:

- Olivenöl
- ⅔ Tasse Vollkorn-Panko-Brotkrumen
- ½ Teelöffel Paprika
- ½ Teelöffel Knoblauchpulver
- ½ Teelöffel Salz
- 1 Ei, verquirlt
- 2 rote, orange oder gelbe Paprikaschoten, in ½-Zoll-dicke Scheiben geschnitten

Methode:

1. Einen Frittierkorb leicht mit Olivenöl einsprühen.
2. In einer mittelgroßen, flachen Schüssel die Panko-Brotkrumen, Paprika, Knoblauchpulver und Salz vermischen.
3. Verquirlen Sie das Ei mit 1½ Teelöffeln Wasser in einer separaten kleinen flachen Schüssel, um eine Eimasse herzustellen.
4. Die Paprikastreifen in das Ei tauchen und waschen, dann in den Panko-Bröseln wenden, bis sie vollständig bedeckt sind.
5. Im Frittierkorb die Paprikastreifen in einer einzigen Schicht anordnen. Sprühen Sie die Paprikastreifen leicht mit Olivenöl ein. Möglicherweise müssen Sie sie schubweise garen.
6. Weitere 4 bis 7 Minuten an der Luft braten, bis sie leicht gebräunt sind.
7. Vorsichtig aus dem Frittierkorb nehmen, damit sich die Beschichtung nicht löst. Heiß servieren.

Nährwert (Menge pro Portion):

Kalorien: 82; Fett: 1g; Kohlenhydrate: 14g; Eiweiß: 4g

Schnell Roasted "Everything Bagel" Broccolini

Vorbereitungszeit: 5 Minuten
Kochzeit: 12 Minuten
Reicht für: 4

Zutaten:

- 1½ Teelöffel Olivenöl, plus mehr zum Besprühen
- 1 Pfund Broccolini
- 1 Esslöffel Alles-Bagel-Gewürz

Methode:

1. Sprühen Sie den Frittierkorb leicht mit Olivenöl ein.
2. Den Broccolini in einer großen Schüssel mit ½ Esslöffel Olivenöl und dem Bagelgewürz vermischen.
3. Legen Sie die Broccolini in einer einzigen Schicht in den Frittierkorb. Möglicherweise müssen Sie sie schubweise garen.
4. Etwa 8 bis 12 Minuten an der Luft frittieren, oder bis die Broccolini zart und leicht gebräunt sind. Vergessen Sie nicht, den Korb nach 5 Minuten Garzeit zu schütteln. Wiederholen Sie den Vorgang mit den restlichen Broccolini.
5. Guten Appetit.

Nährwert (Menge pro Portion):

Kalorien: 62; Fett: 2g; Kohlenhydrate: 6g; Eiweiß: 3g

Gewürzt Sweet and Spicy Broccoli

Vorbereitungszeit: 10 Minuten
Kochzeit: 20 Minuten
Reicht für: 4

Zutaten:

- ½ Teelöffel Olivenöl, plus mehr zum Besprühen
- 1 Pfund frischer Brokkoli, in Röschen geschnitten
- ½ Esslöffel gehackter Knoblauch
- Salz
- 1½ Esslöffel Sojasauce
- 1 Teelöffel weißer Essig
- 2 Teelöffel scharfe Sauce oder Sriracha
- 1½ Teelöffel Honig
- Frisch gemahlener schwarzer Pfeffer

Methode:

1. Einen Frittierkorb leicht mit Olivenöl einsprühen.
2. Die Brokkoliröschen mit ½ Teelöffel Olivenöl und dem gehackten Knoblauch in einer großen Schüssel vermischen. Mit Salz bestreuen.
3. Legen Sie den Brokkoli in einer einzigen Schicht in den Frittierkorb. Achten Sie darauf, dass der Brokkoli nicht zu voll ist. Es kann sein, dass Sie mehr als eine Charge zubereiten müssen.
4. Etwa 15 bis 20 Minuten in der Luft frittieren, bis sie leicht gebräunt und knusprig sind. Schütteln Sie den Korb alle 5 Minuten. Den Vorgang mit dem restlichen Brokkoli wiederholen.
5. Während der Brokkoli brät, Sojasauce, weißer Essig, scharfe Sauce, Honig und schwarzer Pfeffer in einer kleinen Schüssel verquirlen. Wenn sich der Honig nicht gut verbindet, die Mischung in der Mikrowelle erwärmen, bis der Honig schmilzt (10 bis 20 Sekunden).
6. Den gekochten Brokkoli in einer großen Schüssel mit der Soßenmischung vermengen. Nach Belieben zusätzlich mit Salz und Pfeffer würzen. Warm servieren.

Nährwert (Menge pro Portion):

Kalorien: 54; Fett: 1g; Kohlenhydrate: 10g; Eiweiß: 4g

Broccoli Cheesy Tots

Vorbereitungszeit: 20 Minuten
Kochzeit: 15 Minuten
Reicht für: 4

Zutaten:

- Olivenöl
- 12 Unzen gefrorener Brokkoli, aufgetaut und abgetropft
- 1 großes Ei
- 1½ Teelöffel gehackter Knoblauch
- ¼ Tasse geriebener Parmesankäse
- ¼ Tasse geschredderter fettreduzierter scharfer Cheddar-Käse
- ½ Tasse gewürzte Vollkornbrotkrümel
- Salz
- Frisch gemahlener schwarzer Pfeffer

Methode:

1. Sprühen Sie den Frittierkorb leicht mit Olivenöl ein.
2. Drücken Sie den aufgetauten Brokkoli vorsichtig aus, um überschüssige Flüssigkeit zu entfernen.
3. Brokkoli, Ei, Knoblauch, Parmesan, Cheddarkäse, Semmelbrösel, Salz und Pfeffer in einer Küchenmaschine mischen. So lange pürieren, bis es wie grobes Mehl aussieht.
4. Die Brokkolimischung mit einem Esslöffel aushöhlen und in 24 ovale "Tater-Tot"-Formen formen.
5. Legen Sie die Tots in einer einzigen Schicht in den Frittierkorb. Achten Sie darauf, dass sie ein wenig Abstand zueinander haben. Die Tots leicht mit Öl besprühen. Sie müssen sie schubweise frittieren.
6. 6 bis 7 Minuten an der Luft braten. Die Tots umdrehen und 6 bis 8 Minuten braten, bis sie leicht gebräunt und knusprig sind. Warm servieren.

Nährwert (Menge pro Portion): (6 Brokkoli-Küchlein)

Kalorien: 128; Fett: 5g; Kohlenhydrate: 13g; Eiweiß: 10g

Lecker Spiced Balsamic Asparagus

Vorbereitungszeit: 15 Minuten
Kochzeit: 10 Minuten
Reicht für: 4

Zutaten:

- 4 Esslöffel Olivenöl, plus mehr zum Besprühen
- 4 Esslöffel Balsamico-Essig
- 1½ Pfund Spargel, gestutzt
- Salz
- Frisch gemahlener schwarzer Pfeffer

Methode:

1. Einen Frittierkorb leicht mit Olivenöl einsprühen.
2. Verquirlen Sie die 4 Esslöffel Olivenöl und den Balsamico-Essig in einer mittelgroßen flachen Schüssel zu einer Marinade.
3. Den Spargel so in die Schüssel geben, dass er gleichmäßig von der Öl-Essig-Mischung bedeckt ist. Den Spargel 5 Minuten lang marinieren lassen.
4. Den Spargel in der Fritteuse in einer einzigen Schicht anordnen und mit Salz und Pfeffer würzen. Der Spargel muss schubweise gegart werden.
5. 5 Minuten lang an der Luft braten. Den Korb schütteln und weitere 3 bis 5 Minuten garen, oder bis der Spargel zart und leicht gebräunt ist.
6. Sofort servieren.

Nährwert (Menge pro Portion):

Kalorien: 167; Fett: 14g; Kohlenhydrate: 10g; Eiweiß: 4g

Easy Roasted Cauliflower

Vorbereitungszeit: 10 Minuten
Kochzeit: 20 Minuten
Reicht für: 4

Zutaten:

- Olivenöl
- 1 großer Blumenkohlkopf, in kleine Röschen zerteilt
- 2 Teelöffel geräucherter Paprika
- 1 Teelöffel Knoblauchpulver
- Salz
- Frisch gemahlener schwarzer Pfeffer

Methode:

1. Einen Frittierkorb leicht mit Olivenöl einsprühen.
2. Die Blumenkohlröschen in einer großen Schüssel mit dem geräucherten Paprika und dem Knoblauchpulver vermischen, bis sie gleichmäßig bedeckt sind. Mit Salz und Pfeffer bestreuen.
3. Den Blumenkohl in den Frittierkorb legen. Sprühen Sie die Röschen leicht mit Öl ein. Möglicherweise müssen Sie sie schubweise garen.
4. 20 Minuten lang an der Luft braten, bis sie schön gebräunt und leicht knusprig sind. Dann den Korb alle 5 Minuten schütteln. Sofort servieren.

Nährwert (Menge pro Portion):

Kalorien: 58; Fett: 1g; Kohlenhydrate: 12g; Eiweiß: 4g

Spinach and Cheese with Stuffed Mushrooms

Vorbereitungszeit: 15 Minuten
Kochzeit: 10 Minuten
Reicht für: 4

Zutaten:

- Olivenöl
- 4 Unzen fettarmer Frischkäse, erweicht
- ¾ Tasse geschredderter italienischer Mischkäse
- ¼ Tasse Vollkornbrotkrümel
- 1 Ei
- ¼ Teelöffel Salz
- ¼ Teelöffel frisch gemahlener schwarzer Pfeffer
- 1 Tasse frischer Babyspinat, gehackt
- 20 große Champignons, ohne Stiele

Methode:

1. Einen Frittierkorb leicht mit Olivenöl einsprühen.
2. In einer mittelgroßen Schüssel den Frischkäse, die italienische Käsemischung, die Semmelbrösel, das Ei, das Salz und den Pfeffer mit einem elektrischen Mixer vermengen.
3. Den Spinat hinzufügen und mit einem Löffel umrühren, bis er sich vollständig verbunden hat.
4. Geben Sie die Mischung in jeden Pilz. Dann die Mischung in den Pilz drücken, so dass oben ein wenig herausschaut.
5. Die gefüllten Champignons in einer einzigen Schicht in den Frittierkorb legen. Leicht mit Olivenöl besprühen. Die Pilze müssen in mehr als einer Charge gegart werden.
6. 7 bis 10 Minuten in der Mikrowelle braten, bis die Pilze leicht gebräunt sind und der Käse oben leicht gebräunt ist.
7. Guten Appetit.

Nährwert (Menge pro Portion):

Kalorien: 200; Fett: 12g; Kohlenhydrate: 11g; Eiweiß: 15g

Bohnenkraut Parmesan Green Beans

Vorbereitungszeit: 15 Minuten
Kochzeit: 7 Minuten
Reicht für: 4

Zutaten:

- Olivenöl
- 1 Tasse Vollkorn-Panko-Brotkrumen
- ¼ Tasse geriebener Parmesankäse
- 1 Teelöffel Knoblauchpulver
- ½ Teelöffel frisch gemahlener schwarzer Pfeffer
- ½ Teelöffel Salz
- 1 Ei
- 1 Pfund frische grüne Bohnen, geputzt

Methode:

1. Einen Frittierkorb leicht mit Olivenöl einsprühen.
2. In einer mittelgroßen Schüssel die Pankobrösel, den Parmesankäse, das Knoblauchpulver, den schwarzen Pfeffer und das Salz vermischen.
3. Das Ei in einer kleinen, flachen Schüssel verquirlen.
4. Die grünen Bohnen in das verquirlte Ei geben und dann in der Panko-Brösel-Mischung wenden.
5. Die grünen Bohnen in einer einzigen Schicht in den Frittierkorb legen. Leicht mit Olivenöl besprühen. Sie müssen mehr als eine Schicht frittieren.
6. Etwa 5 bis 7 Minuten an der Luft braten, bis sie hellbraun und knusprig sind.
7. Guten Appetit.

Nährwert (Menge pro Portion):

Kalorien: 154; Fett: 3g; Kohlenhydrate: 23g; Eiweiß: 10g

Gesunde Green Beans and New Potatoes

Vorbereitungszeit: 10 Minuten
Kochzeit: 22 Minuten
Reicht für: 6

Zutaten:

- Olivenöl
- 2 Pfund neue Kartoffeln, jeweils halbiert
- 2 Teelöffel Gewürzsalz, geteilt
- 16 Unzen frische grüne Bohnen, geputzt

Methode:

1. Einen Frittierkorb leicht mit Olivenöl beträufeln.
2. Die neuen Kartoffeln in einen Frittierkorb geben und mit 1 Teelöffel Gewürzsalz würzen. Die Kartoffeln leicht mit Olivenöl beträufeln. Die Kartoffeln müssen schubweise gegart werden.
3. 10 Minuten lang an der Luft frittieren. Den Korb schütteln und die grünen Bohnen hineinlegen und mit dem restlichen 1 Teelöffel Gewürzsalz würzen. Die Kartoffeln und grünen Bohnen leicht mit Olivenöl beträufeln.
4. Weitere 8 bis 12 Minuten an der Luft braten, bis die Kartoffeln gabelzart und leicht gebräunt sind. Wenn Sie die Kartoffeln lieber knuspriger haben möchten, verlängern Sie die Garzeit um einige Minuten und beträufeln Sie sie mit etwas zusätzlichem Olivenöl.
5. Sofort servieren.

Nährwert (Menge pro Portion):

Kalorien: 152; Fett: <1g; Kohlenhydrate: 33g; Eiweiß: 6g

Crispy Hasselback Potatoes

Vorbereitungszeit: 15 Minuten
Kochzeit: 50 Minuten
Reicht für: 4

Zutaten:

- Olivenöl
- 4 rostige Kartoffeln, geschält
- Salz
- Frisch gemahlener schwarzer Pfeffer
- ¼ Tasse geriebener Parmesankäse

Methode:

1. Einen Frittierkorb leicht mit Olivenöl beträufeln.
2. Schneiden Sie die Kartoffel in gleichmäßige Scheiben mit einem Abstand von ⅛-Zoll bis ¼-Zoll, wobei Sie bei etwa ½ des Weges aufhören. Die Kartoffel sollte an der Unterseite völlig intakt bleiben.
3. Die Kartoffeln mit Olivenöl beträufeln. Mit den Händen oder einem Silikonpinsel die Kartoffeln leicht mit Öl bestreichen.
4. Die Kartoffeln mit der geschnittenen Seite nach oben in einer einzigen Schicht in den Frittierkorb legen. Zwischen den einzelnen Kartoffeln etwas Platz lassen. Die Kartoffeln leicht mit Salz und schwarzem Pfeffer würzen.
5. 20 Minuten an der Luft frittieren. Die Kartoffeln wieder einlegen und leicht mit mehr Olivenöl besprühen. Weitere 20 bis 30 Minuten garen, oder bis die Kartoffeln gabelzart, knusprig und gebräunt sind.
6. Die Kartoffeln mit Parmesankäse bestreuen und servieren. Warm servieren.

Nährwert (Menge pro Portion):

Kalorien: 197; Fett: 2g; Kohlenhydrate: 39g; Eiweiß: 7g

Hot Sweet Potatoes

Vorbereitungszeit: 10 Minuten
Kochzeit: 15 Minuten
Reicht für: 4

Zutaten:

- Olivenöl
- 1½ Teelöffel Salz
- 1 Teelöffel Chilipulver
- 1 Teelöffel Paprika
- 1 Teelöffel Zwiebelpulver
- ½ Teelöffel gemahlener Kreuzkümmel
- ½ Teelöffel frisch gemahlener schwarzer Pfeffer
- ¼ Teelöffel Cayennepfeffer
- 2 große Süßkartoffeln, geschält und in 1-Zoll-Stücke geschnitten

Methode:

1. Einen Frittierkorb leicht mit Olivenöl einsprühen.
2. Salz, Chilipulver, Paprikapulver, Zwiebelpulver, Kreuzkümmel, schwarzen Pfeffer und Cayennepfeffer in einer kleinen Schüssel mischen.
3. Die Süßkartoffel in eine große Schüssel geben und leicht mit Olivenöl beträufeln. Die Gewürzmischung hineingeben und durchschwenken, um sie zu überziehen.
4. Die Süßkartoffeln in den Frittierkorb legen. Etwa 15 Minuten frittieren, oder bis sie gebräunt und leicht knusprig sind. Dann den Korb alle 5 Minuten schütteln und jedes Mal leicht mit Olivenöl beträufeln. Wenn die Kartoffeln besonders knusprig werden sollen, noch ein paar Minuten weitergaren, aber vorsichtig sein, damit sie nicht anbrennen.
5. Guten Appetit.

Nährwert (Menge pro Portion):

Kalorien: 88; Fett: <1g; Kohlenhydrate: 20g; Eiweiß: 2g

Portobello Pizzas

Vorbereitungszeit: 10 Minuten
Kochzeit: 10 Minuten
Reicht für: 4

Zutaten:

- Olivenöl
- 4 große Portobello-Pilzköpfe, geputzt und entstielt
- Knoblauchpulver
- 8 Esslöffel Pizzasauce
- 16 Scheiben Truthahn-Peperoni
- 8 Esslöffel Mozzarella-Käse

Methode:

1. Einen Frittierkorb leicht mit Olivenöl beträufeln.
2. Die Außenseite der Pilze leicht mit Olivenöl besprühen. Dann mit ein wenig Knoblauchpulver würzen und abschmecken, ob noch mehr hinzugegeben werden muss.
3. Den Pilz umdrehen und die Seiten und oberen Ränder des Pilzes leicht mit Olivenöl beträufeln und nach Geschmack mit Knoblauchpulver würzen.
4. Legen Sie die Pilze mit der Oberseite nach unten in den Frittierkorb einlagig ein. Lassen Sie Platz zwischen den Pilzen. Sie müssen sie schubweise garen.
5. 5 Minuten lang an der Luft braten.
6. Auf jeden Pilz 2 Esslöffel Pizzasauce geben. Jeweils 4 Scheiben Truthahn-Peperoni darauf legen und mit 2 Esslöffeln Mozzarella-Käse bestreuen. Klopfen Sie die Peperoni und den Käse in die Pizzasauce, damit sie nicht in der Fritteuse herumfliegen.
7. Weitere 3 bis 5 Minuten im Ofen braten, bis der Käse geschmolzen und oben leicht gebräunt ist. Heiß servieren.

Nährwert (Menge pro Portion):

Kalorien: 103; Fett: 4g; Kohlenhydrate: 10g; Eiweiß: 9g

Reichhaltig Creole Seasoned Okra

Vorbereitungszeit: 5 Minuten
Kochzeit: 25 Minuten
Reicht für: 4

Zutaten:

- 1 Teelöffel Olivenöl, plus mehr zum Besprühen
- 12 Unzen gefrorene, in Scheiben geschnittene Okra
- 1 bis 2 Teelöffel kreolisches Gewürz

Methode:

1. Einen Frittierkorb leicht mit Olivenöl beträufeln.
2. Die gefrorenen Okraschoten mit 1 Teelöffel Olivenöl und dem kreolischen Gewürz in einer mittelgroßen Schüssel vermischen.
3. Legen Sie die Okra in den Frittierkorb. Möglicherweise müssen Sie sie schubweise garen.
4. 20 bis 25 Minuten frittieren, oder bis die Okra gebräunt und knusprig ist. Vergessen Sie nicht, den Korb zu schütteln und alle 5 Minuten leicht mit Olivenöl zu besprühen.
5. Guten Appetit.

Nährwert (Menge pro Portion):

Kalorien: 31; Fett: 1g; Kohlenhydrate: 4g; Eiweiß: 2g

Simple Homemade Veggie Burger

Vorbereitungszeit: 15 Minuten
Kochzeit: 26 Minuten
Reicht für: 5

Zutaten:

- Olivenöl
- 1 mittelgroße Karotte, sehr klein gewürfelt
- Salz
- Frisch gemahlener schwarzer Pfeffer
- 8 Unzen frische Champignons, ohne Stiele, sehr klein gehackt
- 1 (15-Unzen) Dose schwarze Bohnen, abgetropft und ausgespült
- 1 Ei, verquirlt
- 2 Esslöffel Tomatenmark
- 2 Teelöffel gehackter Knoblauch
- ½ Teelöffel Zwiebelpulver
- ¼ Teelöffel Salz
- ½ Tasse Vollkornbrotkrümel
- 5 Vollkorn-Hamburgerbrötchen

Methode:

1. Einen Frittierkorb leicht mit Olivenöl beträufeln.
2. Die Karotten in den Frittierkorb legen. Leicht mit Öl besprühen und mit Salz und Pfeffer bestreuen.
3. 8 Minuten lang an der Luft braten.
4. Die Champignons zusammen mit den Karotten in den Frittierkorb geben. Leicht mit Öl besprühen und nach Belieben mit etwas mehr Salz und Pfeffer bestreuen.
5. Weitere 5 Minuten an der Luft braten.
6. Die abgespülten schwarzen Bohnen mit einem Papiertuch ausbreiten und abtrocknen, wenn das Gemüse gebraten wird. Es ist wichtig, so viel zusätzliche Feuchtigkeit wie möglich zu entfernen.
7. Geben Sie die schwarzen Bohnen in eine große Schüssel und zerdrücken Sie sie mit einer Gabel. Wenn Sie Ihren Veggie-Burger lieber etwas stückiger mögen, lassen Sie einige Bohnen nur teilweise püriert.
8. Das Ei, das Tomatenmark, den Knoblauch, das Zwiebelpulver, das Salz, die gekochten Karotten und die Pilze in die Schüssel geben und alles gut

miteinander vermengen. Das Gemüse mit einer Gabel zerdrücken, wenn Sie möchten. Die Semmelbrösel hinzugeben und unterrühren.

9. Aus der Masse 5 Patties formen.
10. Legen Sie die Frikadellen in den Frittierkorb, lassen Sie dabei etwas Platz zwischen den einzelnen Frikadellen. Sie müssen sie schubweise zubereiten.
11. 5 Minuten an der Luft braten. Die Patties umdrehen und leicht mit Olivenöl besprühen. Weitere 5 bis 7 Minuten frittieren.
12. Auf Vollkornbrötchen servieren. Guten Appetit.

Nährwert (Menge pro Portion):

Kalorien: 272; Fett: 4g; Kohlenhydrate: 47g; Eiweiß: 15g

Schlussfolgerung

Wenn Sie schnell abnehmen wollen und ein geschäftiges Leben führen, dann könnte diese Diät für Sie interessant sein. Sie werden durch die Kalorienbeschränkung eine Menge Gewicht verlieren, aber ob Sie das Gewicht halten können, ist unzuverlässig. Vergewissern Sie sich, dass Sie über gesunde Ernährung Bescheid wissen, um das Gewicht zu halten. Es ist besser, wenn Sie recherchieren und sich über andere Möglichkeiten informieren, wie Sie dauerhaft abnehmen können. Wenden Sie sich an einen Gesundheitsexperten und informieren Sie sich über andere Diäten und die Zubereitung gesunder Mahlzeiten. Es gibt viele Möglichkeiten, gesund zu sein und nicht nur Gewicht zu verlieren. Bewegung, Schlaf und Stressabbau gehören dazu. Nehmen Sie ab und werden Sie gesund, indem Sie diese Gewohnheiten übernehmen.

CPSIA information can be obtained
at www.ICGtesting.com
Printed in the USA
LVHW060754030622
720418LV00005B/70